Diptajit Das
Avinash Jnaneswar
Vinay Suresan

Marketing social e medicina dentária

Diptajit Das
Avinash Jnaneswar
Vinay Suresan

Marketing social e medicina dentária

Um horizonte sempre em expansão

ScienciaScripts

Imprint

Cover image: www.ingimage.com

This book is a translation from the original published under ISBN 978-3-330-35272-8.

Publisher:
Sciencia Scripts
is a trademark of
Dodo Books Indian Ocean Ltd. and OmniScriptum S.R.L publishing group

120 High Road, East Finchley, London, N2 9ED, United Kingdom
Str. Armeneasca 28/1, office 1, Chisinau MD-2012, Republic of Moldova, Europe
Printed at: see last page
ISBN: 978-620-7-68558-5

RESUMO

A aplicabilidade dos conceitos e princípios de marketing para a promoção de causas sociais é designada por "Marketing Social" e este conceito nasceu nos anos 70, quando Philip Kotler e Gerald Zaltman se aperceberam de que os mesmos princípios de marketing podiam ser utilizados para vender ideias, atitudes e comportamentos semelhantes a mercadorias, para ganhos pessoais ou mútuos. O marketing social pode ser aplicado para promover bens de mérito ou para fazer com que uma sociedade evite bens de demérito, promovendo assim o bem-estar da sociedade como um todo. O marketing social abriu novas áreas de especialização para os profissionais de marketing e intrigou também os defensores da saúde pública. Muitas lições do marketing social reforçam ou reorientam o repertório da prática normal de saúde pública. É interessante notar que, de todas as disciplinas de cuidados de saúde, a medicina dentária parece ser a mais ativa na utilização dos meios de comunicação social. A profissão de dentista está a assistir a um boom, com novas investigações a serem lançadas e produtos inovadores a serem introduzidos regularmente. Um objetivo importante do marketing social é aumentar a sensibilização para a importância da saúde oral e dos cuidados de saúde oral e garantir que as pessoas de todas as idades têm uma boca saudável. O principal objetivo do marketing social em medicina dentária deve ser o de fornecer informações exactas, claras e concisas a partir de múltiplos pontos de vista. É também uma forma económica de eliminar barreiras sociais, linguísticas e culturais que, de outra forma, poderiam impedir a eficácia da educação para a saúde oral. A aplicação do marketing social na saúde oral e na medicina dentária como um todo traz um novo conceito para a ribalta, uma vez que esta secção é emergente e não foi analisada em profundidade.

Palavras-chave: Marketing, marketing social, meios de comunicação social, saúde oral, cuidados de saúde, educação.

ÍNDICE DE CONTEÚDOS

Capítulo 1	**3**
Capítulo 2	**7**
Capítulo 3	**9**
Capítulo 4	**12**
Capítulo 5	**15**
Capítulo 6	**31**
Capítulo 7	**49**
Capítulo 8	**53**

Capítulo 1

INTRODUÇÃO

"Porque não vendem a fraternidade como vendem o sabão?"

- G.D.Weibe (1952) [1]

G.D.Weibe destaca o êxito e a eficácia dos "vendedores" de produtos de base como o sabão. Este conceito de vendas não é apenas bem sucedido na venda de mercadorias, mas também em campanhas de massas como a mencionada por Joe McGinniss no seu livro intitulado "The Selling of the President 1986".[1] De acordo com este livro, os mesmos princípios foram utilizados durante a campanha para as eleições presidenciais americanas com base no tema "Pode vender-se um candidato presidencial como se vende sabão". Este conceito de venda criou uma aura e uma imagem do Presidente que fez dele uma "marca" favorita com a ajuda de publicitários, relações públicas, redactores e fotógrafos.

Durante esta campanha;

"Vamos construir toda esta campanha à volta da televisão...
vocês, companheiros, digam-me o que querem que eu faça e eu faço-o".

- Presidente Nixon[1]

Este conceito está implícito em "A venda da campanha presidencial", uma vez que, na realidade, não se trata de desenvolver um "novo produto", mas de tentar vender um produto já existente que é, de certa forma, "novo e melhorado".

Nos últimos anos, verificou-se uma mudança de paradigma, passando da mera venda de produtos disponíveis para o fabrico de produtos feitos à medida das necessidades do cliente. Neste caso, a tónica é agora colocada na descoberta dos desejos de um público-alvo e na criação de bens e serviços para os satisfazer. Este processo é conhecido como marketing. O marketing é a troca de bens ou serviços por outros bens ou serviços ou por dinheiro e é um aspeto fundamental tanto da vida social primitiva como da avançada.[1] Este novo instrumento de marketing pode fazer maravilhas nas mãos certas, se não o fizer, pode ser igualmente prejudicial e nocivo para a sociedade.

A gestão de marketing é a análise, o planeamento, a implementação e o controlo de programas concebidos para realizar as trocas desejadas com públicos-alvo, com o objetivo de obter ganhos pessoais ou mútuos.[1] Esta gestão examina os desejos, as atitudes e os comportamentos dos potenciais clientes, o que ajuda a conceber o produto e a comercializá-lo, promovê-lo e distribuí-lo com êxito.

Esta facilidade de troca de bens ou serviços entre indivíduos com o objetivo de obter ganhos pessoais ou mútuos através dos princípios de gestão é muito bem sucedida. Este facto levou à introdução de princípios de gestão também no domínio do marketing. Se as mercadorias podem ser facilmente comercializadas, porque é que as questões sociais não podem ser comercializadas da mesma forma?

A aplicabilidade dos conceitos e princípios de marketing para a promoção de causas sociais é designada por "Marketing Social". Este conceito nasceu nos anos 70, quando Philip Kotler e Gerald Zaltman se aperceberam de que os mesmos princípios de marketing podiam ser utilizados para vender ideias, atitudes e comportamentos semelhantes a mercadorias, para ganhos pessoais ou mútuos. O marketing social pode ser aplicado para promover bens de mérito, ou para fazer com que uma sociedade evite bens de demérito e, assim, promover o bem-estar da sociedade como um todo.[2] Os mesmos autores definiram o marketing social como "a conceção, a aplicação e o controlo de programas calculados para influenciar a aceitabilidade de ideias sociais e que envolvem a consideração do planeamento do produto, da fixação de preços, da comunicação, da distribuição e da investigação de marketing".[3]

A arte de vender mercadorias pode ter alguma relação com a arte de vender causas sociais através da publicidade. Este fenómeno de publicitar causas sociais é conhecido como publicidade social. A publicidade social pode ser definida como "a publicidade concebida para educar ou motivar o público-alvo a empreender acções socialmente desejáveis".[4] Nos Estados Unidos, campanhas sociais como "Keep America Beautiful", "Join the Peace Corps", "Buy Bonds" e "Go to College" tornaram-se bem sucedidas através da publicidade social.[1] Esta, quando combinada com as competências de marketing, pode ser utilizada eficazmente para conceber e comunicar programas que suscitem a reação desejada do público.

No contexto de mudança do marketing, o papel das redes sociais tornou-se crucial. Há muitas formas de os profissionais de marketing utilizarem este domínio em seu próprio benefício e recuperarem algum controlo sobre o processo de marketing. As redes sociais tornaram os clientes mais sofisticados e ajudaram-nos a desenvolver novas estratégias de pesquisa, avaliação, escolha e compra de bens e serviços. Podem desempenhar um papel importante e decisivo para ajudar os profissionais de marketing a realizar uma série de actividades de marketing de forma eficaz e económica, muitas vezes com a participação ativa dos clientes. São fontes de baixo custo, mas valiosas, de opiniões de clientes em direto, que permitem às organizações afinar as suas actividades de marketing. Os meios de comunicação social podem também ser utilizados como ferramentas de relações públicas e de promoção, como instrumentos de influência dos clientes, como ferramentas que permitem aos clientes personalizar a sua experiência em linha e os produtos que compram.[5]

Abrem também um vasto leque de oportunidades para as empresas enquanto plataformas para explorar a inteligência e a criatividade colectivas.

O marketing social através das redes sociais tornou-se parte integrante do tecido do mundo atual, do qual os cuidados de saúde não estão excluídos. Teve um impacto substancial na revolução das comunicações digitais no domínio dos cuidados de saúde e alterou o papel dos profissionais de saúde e dos doentes. Os indivíduos examinam e alteram continuamente as suas práticas à luz da informação recebida de uma variedade de fontes. Craig Lefebvre e June Flora introduziram o marketing social na comunidade da saúde pública em 1988, onde tem sido mais amplamente utilizado e explorado.[6] A rápida proliferação de programas de educação para a saúde baseados na comunidade ultrapassou a base de conhecimentos sobre estratégias de mudança de comportamento que são adequadas e eficazes para intervenções de saúde pública.[6] No entanto, devido ao acesso e aos conhecimentos limitados sobre estas estratégias, muitos dos programas de educação para a saúde não atingem os resultados desejados. Assim, as técnicas de marketing social podem ajudar a colmatar esta lacuna. O marketing social oferece ao educador em matéria de saúde uma oportunidade única de colmatar as lacunas de comunicação entre o público e as autoridades; o pressuposto educativo e a perceção popular; o sistema de cuidados de saúde e aqueles que não estão motivados para utilizar o sistema.[2] Os problemas de saúde pública estão a ser cada vez mais resolvidos através destes princípios, que estão a tornar-se rapidamente parte do domínio da saúde.

A nível comunitário, campanhas como o Pawtucket Heart Health Program; Know Your cholesterol e o 'The Stanford Five-city Project Smokers' Challenge II' e, a nível nacional, o programa nacional de educação sobre a hipertensão arterial, demonstraram a utilidade destes princípios na formulação e implementação de programas de mudança de comportamento de base alargada.[6] A sua aplicação está também a ser amplamente utilizada em programas de saúde internacionais, especialmente para contraceptivos e Terapia de Reidratação Oral (TRO) e para diversos tópicos como a toxicodependência e a doação de órgãos.

A natureza generalizada das desigualdades em matéria de saúde oral, com o peso das doenças orais, é cada vez mais sentida entre os grupos com menos habilitações e socialmente excluídos. A fim de aliviar este fardo, as ferramentas de marketing social também podem ser aplicadas à medicina dentária. O seu principal objetivo deve ser o de fornecer informações precisas, claras e concisas sobre a saúde a partir de múltiplos pontos de vista. É também uma forma acessível de eliminar barreiras sociais, linguísticas e culturais que, de outra forma, poderiam impedir a eficácia da educação em saúde oral.[7] Em 2010, a revista *Dentaltown* dedicou uma secção de uma quantidade significativa de publicações à utilização das redes sociais na prática dentária. Os meios de comunicação social para uma clínica dentária dão a opção de estabelecer uma melhor ligação com os pacientes existentes e a capacidade de gerar contactos importantes em tempo real.[8] Várias campanhas como "More Smiling Faces in Beautiful Places", "Smile Vermont", "Quit for a New Life", "Psst ! Be Alcohol Aware" mostraram um impacto positivo na saúde oral da população estudada.[2]

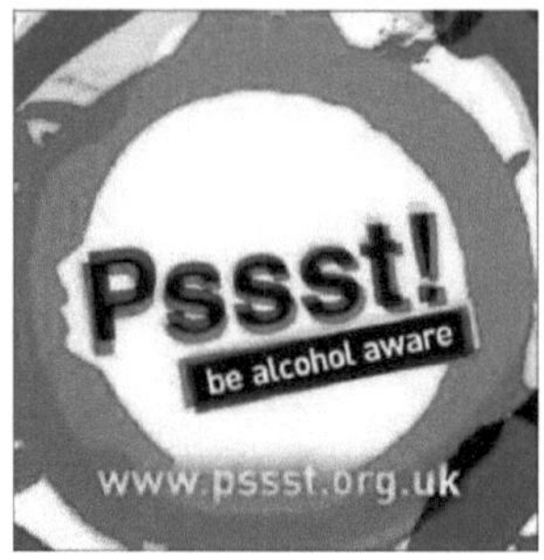

Imagem 1: Anúncio da campanha "Psst! Be Alcohol Aware

A aplicação do marketing social na saúde oral e na medicina dentária como um todo traz um novo conceito à tona, uma vez que esta secção é emergente e não foi analisada em profundidade.

Esta dissertação aborda em profundidade a perspetiva histórica que delineia o surgimento do marketing social, a aplicação do marketing social no domínio da saúde pública e, por sua vez, na saúde oral e na medicina dentária.

Capítulo 2

TERMINOLOGIAS

Vendas

"Qualquer uma das várias actividades concebidas para promover a compra de um produto ou serviço pelo cliente [que] pode ser feita pessoalmente ou por telefone, por correio eletrónico ou outros meios de comunicação."

-American **Marketing Organization, 1995.**[9]

"A atividade ou negócio de vender produtos ou serviços."

-Business **Dictionary.**[10]

"O montante total de dinheiro que uma empresa recebe pela venda de bens ou serviços."

-Merriam **Webster.** [11]

Marketing

"Marketing é o processo de planeamento e execução da conceção, fixação de preços, promoção e distribuição de ideias, bens e serviços para criar trocas que satisfaçam objectivos individuais e organizacionais."

-American **Marketing Organization, 2008.**[9]

"O processo de gestão através do qual os bens e serviços passam do conceito para o cliente."

- **Dicionário de Negócios.**[10]

"A gestão de marketing é a análise, o planeamento, a implementação e o controlo de programas concebidos para realizar as trocas desejadas com públicos-alvo, com o objetivo de obter ganhos pessoais ou mútuos".[1]

Publicidade social

"Mensagens dos meios de comunicação social concebidas para educar ou motivar o público a participar numa atividade social voluntária, como o serviço comunitário, a conservação de energia e a reciclagem."

- **Dicionário de Negócios.**[10]

"A publicidade destinada a educar ou motivar o público-alvo a realizar acções socialmente

desejáveis."

- Organização Americana de Marketing.[12]

Redes sociais

"O meio de interação entre pessoas em que estas criam, partilham e trocam informações e ideias em comunidades e redes virtuais."

-Oxford **Dictionary.**[13]

"Um grupo de aplicações baseadas na Internet que se baseiam nos fundamentos ideológicos e tecnológicos da Web 2.0 e que permitem a criação e o intercâmbio de 14 *conteúdos gerados pelos utilizadores".*

"Formas de comunicação eletrónica (como sítios Web para redes sociais e microblogging) através das quais os utilizadores criam comunidades em linha para partilhar informações, ideias, mensagens pessoais e outros conteúdos (como vídeos)."

-Merriam **Webster.**[11]

"Sítios Web e aplicações que permitem aos utilizadores criar e partilhar conteúdos ou participar em redes sociais."

-Oxford **Dictionary.**[13]

Marketing social

"A conceção, implementação e controlo de programas calculados para influenciar a aceitabilidade de ideias sociais e envolve a consideração do planeamento do produto, preços, comunicação, distribuição e investigação de marketing".[1]

"A aplicação sistemática do marketing, juntamente com outros conceitos e técnicas, para atingir objectivos comportamentais específicos, melhorar a saúde e reduzir as desigualdades".[15]

"Um esforço organizado conduzido por um grupo (o agente de mudança), que pretende persuadir outros (os adoptantes-alvo) a aceitar, modificar ou abandonar certas ideias, atitudes, práticas e comportamentos".[1]

Capítulo 3

EMERGÊNCIA DO MARKETING SOCIAL

O marketing, enquanto disciplina académica e atividade de gestão, tem sido objeto de uma transformação substancial durante as duas últimas décadas.[5] A noção de marketing teve origem e desenvolveu-se teoricamente em meados do século XX. Na década de 1930, poucas empresas utilizavam o marketing como uma abordagem para implementar mudanças sociais.[17] Em vez de tentarem compreender o cliente e, subsequentemente, criarem uma estratégia que reflectisse as suas necessidades, as empresas baseavam-se principalmente em vendedores que convenciam os outros a comprar mercadorias ou serviços actualizados e melhores do que os modelos anteriores.[18]

Depois, os académicos da área dos negócios desenvolveram uma forma inovadora de criar estratégias, designada por marketing, que continua a produzir a necessidade de criar estratégias eficazes através de uma melhor compreensão do mercado onde se realiza a troca de bens e serviços.[1] Os gestores de marketing planeiam campanhas de marketing "examinando os desejos, as atitudes e o comportamento dos potenciais clientes, o que pode ajudar a conceber um produto desejado e a comercializá-lo, promovê-lo e distribuí-lo com êxito."[1] Estas campanhas deram aos profissionais de marketing uma visão dos vários estilos de vida dos clientes, dos diferentes valores e dos seus dados demográficos e ajudaram a moldar o desenvolvimento de produtos centrados nestas preferências. Essencialmente, o ponto crucial do marketing consiste em satisfazer as necessidades ou o desejo de individualidade dos potenciais clientes, para que estes se sintam mais inclinados a participar no processo de troca no mercado.[18]

A história do pensamento de marketing trata da evolução das teorias no domínio do marketing desde o mundo antigo. Robert A. Bartels, no seu livro "The History of Marketing Thought", categorizou o desenvolvimento da teoria do marketing e fez uma viragem significativa na sua prática. Muitos académicos e profissionais concordam que alguns dos antigos princípios de marketing parecem estar a perder terreno, enquanto as abordagens populares de marketing se estão a tornar menos eficazes. A proliferação dos meios de comunicação social, a globalização do mercado e o aparecimento de uma nova geração de tecnologias da informação (TI) estão a alterar as regras do marketing e a dinâmica do mercado, enfraquecendo a posição competitiva das empresas e oferecendo aos indivíduos muitas novas oportunidades e competências.[5]

As origens do termo "Marketing Social" remontam ao artigo clássico de Kotler e Zaltman, publicado em 1971 no Journal of Marketing, intitulado "Social Marketing: An Approach To Planned Social Change" (Marketing Social: Uma Abordagem à Mudança Social Planeada).[1] Em termos simples, o marketing social não só divulga informação sobre um determinado tópico a um indivíduo, como também lhe dá instruções sobre o que fazer com essa informação. A tarefa dos profissionais de marketing social não é apenas distribuir informação ao grande público, mas também orientar o público sobre o que fazer com essa informação.[18] O seu aparecimento, nessa altura, foi um resultado lógico da Northwestern School para alargar a disciplina do marketing, tal como salientado por Elliot em 1991.[15] Sugeriu também que este desenvolvimento conduziu a um aumento significativo das pressões no seio da disciplina de marketing para ser mais relevante do ponto de vista social. Rogers (1962), Weibe (1951/52) e outros, nos seus trabalhos, chamaram a atenção para a emergência de tecnologias noutras disciplinas que poderiam ser aplicadas à mudança social. Brown argumentou que o marketing social era um resultado natural de vários desenvolvimentos dentro e fora do marketing, incluindo os seguintes:[16]

- Aumento das necessidades de serviços de marketing por parte de organizações não empresariais,
- Ataques ao impacto negativo do marketing na sociedade,
- O surgimento da teoria da troca,
- A coalescência da teoria orientada para o marketing social e
- O declínio das percepções consensuais da realidade social.

De acordo com Alan Andreasen, o marketing tem sido subutilizado e subvalorizado quando envolve causas sociais. Afirmou ainda que qualquer agência governamental, organização não governamental e indústria privada poderia beneficiar da aplicação dos princípios do marketing social.[18] Nos anos seguintes, o crescimento do marketing social continuou a ser alimentado pelas pressões da oferta e da procura.[16] No entanto, a maioria dos académicos e investigadores acredita que o marketing social envolve muito mais do que ideias, especificamente atitudes e comportamentos. Indicam que uma campanha de marketing social pode incluir o mero fornecimento de informações sobre questões importantes ou, nalguns casos, apenas a alteração de valores e crenças.

Muitas organizações governamentais e sem fins lucrativos juntaram-se aos académicos de marketing para aplicar os conhecimentos de marketing a programas de mudança social através de disciplinas como a "publicidade social" e as "relações públicas". Foi durante este período que o marketing estava a ser infiltrado por um número crescente de jovens académicos de marketing que foram energizados pela agitação social geral e pela turbulência do final dos anos 60 e queriam tornar-se mais "socialmente relevantes".[16]

O primeiro grande livro sobre este tema foi publicado em 1975 por um profissional de marketing social, Richard Manoff, que apresentou vários princípios sobre projectos de mudança social nas áreas da alimentação e nutrição e do planeamento familiar.[16] O primeiro livro sobre o mesmo tema, intitulado "The Marketing of Ideas and Social Issues", de Seymour Fine, um académico, foi publicado em 1981.[16] Outros livros como "Social Marketing: Strategies for Changing Public Behaviour", de Kotler e Roberto, e "Social Marketing: Promoting the Causes of Public and Non-Profit Organizations", de Fine, sugerem o crescente interesse pelo tema. A década de 1980 e o início da década de 1990 assistiram ao desenvolvimento de um corpo modesto de investigação sobre marketing social e à sua aplicabilidade na literatura sobre marketing e ciências sociais.

Nos anos 60, a sugestão de que o marketing poderia desempenhar um papel na educação para a saúde pública seria certamente rejeitada pelos profissionais de saúde com argumentos como: o marketing é o inimigo; mesmo que não fosse, é uma estratégia comercial irrelevante para a educação para a saúde; na melhor das hipóteses, é um instrumento promocional e não educativo; e não há dados concretos que provem o contrário.[16] Desde então, vários acontecimentos críticos produziram uma mudança de atitude do mercado. A Conferência da Casa Branca sobre Alimentação, Nutrição e Saúde de 1969 incluiu um painel sobre "Educação Popular: Como chegar aos grupos desfavorecidos através dos meios de comunicação de massa".[16] Foi talvez a primeira vez que um grande encontro profissional reconheceu as possibilidades do marketing, ainda que apenas de forma periférica. Do quarto painel saíram recomendações arrojadas, incluindo uma proposta radical para a recuperação, para uso público, de dez por cento de todo o tempo de televisão e rádio das licenças das estações.

Os sinais estavam a crescer há já algum tempo. Educadores de saúde e nutrição empreendedores relataram resultados encorajadores da utilização dos meios de comunicação social. Vários esforços nos países em desenvolvimento tinham obtido o apoio da Agência dos Estados Unidos para o Desenvolvimento Internacional, da Fundação Ford e da Comunidade Ask Reach Engage.[16] Desta forma, os princípios do marketing social foram integrados na saúde.

Capítulo 4

O QUE É O MARKETING SOCIAL?

Há mais do que uma forma de definir o marketing social, mas há três componentes que são essenciais para qualquer definição. Entre eles, o primeiro é o papel das técnicas de marketing que requerem colocar o público primário ou o público-alvo no centro de todas as decisões. Em segundo lugar, o objetivo do esforço é a mudança voluntária de comportamento.[19] Em terceiro lugar, a mudança de comportamento é para benefício de um indivíduo, grupo ou população e não para fins lucrativos ou comerciais.

Os quatro domínios de influência adoptados do marketing comercial, mais um quinto, acrescentado em resultado do contexto público em que o marketing social ocorre, são designados por 5 Ps do marketing social.[19] Estes incluem:

1. Produto
2. Preço
3. Local
4. Promoção e
5. Política

Produto

Esta componente inclui intervenções, objectos ou serviços que apoiam ou facilitam a mudança de comportamento. Os exemplos incluem um diário para planear e acompanhar as actividades de exercício semanais ou uma linha direta para a qual os pais podem telefonar com perguntas sobre drogas.

Preço

Esta componente convida ao planeamento de intervenções que utilizem incentivos e desincentivos para minimizar os custos ou as barreiras que os membros da audiência enfrentam para efetuar a mudança de comportamento desejada.

Local

Esta componente convida à consideração de onde e quando o público-alvo irá adotar o comportamento desejado ou aceder aos produtos ou serviços do programa, de modo a que seja conveniente e agradável fazê-lo. Por exemplo, uma intervenção pode incluir a oferta de vacinas num bairro ou numa clínica móvel.

Promoção

Esta componente inclui as mensagens de comunicação, os mensageiros, os materiais, os canais e as actividades que chegarão efetivamente ao público para promover os benefícios da mudança de comportamento. As mensagens podem ser transmitidas através de relações públicas, publicidade, materiais impressos, actividades em pequenos grupos ou individuais e outros meios de comunicação.

Política

O "5º P" do marketing social leva a que se considere a possibilidade de estimular mudanças na política e nas regras como uma componente de um plano de marketing social. É essencial que as mudanças nestas áreas apoiem a mudança voluntária de comportamento e não sejam coercivas ou punam o mau comportamento. Um exemplo de uma política que facilita a mudança voluntária é a política de um distrito escolar que apoia os alunos na adoção de comportamentos nutricionais mais saudáveis, acrescentando sumo, água, fruta e outras opções de alimentos saudáveis aos planos de serviço alimentar escolar e às máquinas de venda automática.

Aplicações do marketing social

1. ADAPTAÇÃO DAS TECNOLOGIAS DO MARKETING COMERCIAL: O marketing social vai buscar a sua tecnologia ao sector privado, cujo resultado final é a produção de vendas.
2. APLICADO A PROGRAMAS: O marketing social adopta uma visão programática e não de campanha da sua missão. Os programas, pelo contrário, podem durar muitas décadas e conter várias campanhas no seu interior. Um programa de marketing social gerido pela American Cancer Society[16] conduziu a uma redução da incidência do tabagismo, no âmbito do qual têm campanhas anuais, como a Great American Smokeout de cada ano.[16]

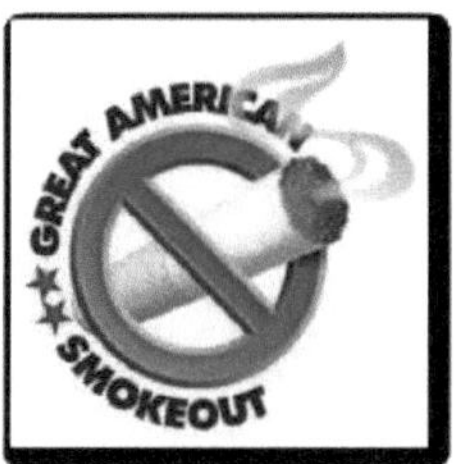

Imagem 2: Logótipo da campanha Great American Smokeout

3. A ênfase exclusiva no comportamento mantém este domínio distinto de outras disciplinas e

obriga os profissionais de marketing social a colocar a ênfase no cliente. A ênfase comportamental também garante que os profissionais de marketing tenham os critérios de avaliação adequados para tudo o que fazem. Por exemplo, as campanhas para evitar que as crianças consumam drogas (a campanha "Just Say No" nos Estados Unidos) têm claramente o objetivo de desencorajar a mudança.[16]

4. INFLUENCIA O COMPORTAMENTO VOLUNTÁRIO: Os profissionais de marketing podem tentar influenciar o comportamento através de estratégias de modelação ou reforço do comportamento mas, em última análise, os consumidores têm a opção de não comprar. Assim, o talento básico dos profissionais de marketing reside em influenciar o comportamento voluntário. Por exemplo, induzir os consumidores a usarem cintos de segurança ou a deixarem de fumar influencia a mudança voluntária de comportamento.
5. O MARKETING SOCIAL PROCURA BENEFICIAR OS CONSUMIDORES-ALVO E/OU A SOCIEDADE EM GERAL: Os programas de marketing social beneficiam os indivíduos ou a sociedade em geral e o principal beneficiário é o consumidor-alvo. É o caso dos programas destinados a promover o auto-exame da mama, a dieta alimentar ou a imunização das crianças. Outros programas têm a sociedade em geral como principal beneficiária, como nos esforços para aumentar a reciclagem dos consumidores ou induzir os construtores de casas a plantar mais árvores.[16]

Limitações do marketing social

O marketing social é uma tecnologia a ser utilizada por aqueles que desejam alcançar o bem social. Como tal, pode ser utilizado por qualquer pessoa que afirme que está a ser utilizado para esse fim. A determinação do que é o bem social está inteiramente nas mãos do futuro profissional de marketing social e esta possibilidade levanta uma questão ética crítica de garantir que a tecnologia está a ser utilizada para bons fins ou não. Os profissionais de marketing social têm de fazer juízos éticos pessoais sobre o tipo de organizações e indivíduos a quem oferecem os seus serviços.

Capítulo 5

MARKETING SOCIAL E SAÚDE PÚBLICA

A comercialização social de questões de saúde enquadra-se bem no conceito geral de prevenção.[20] Um marketing social eficaz relativo ao conjunto de comportamentos que influenciam os factores de estilo de vida que se presume contribuírem para várias doenças crónicas e problemas agudos pode muito bem prevenir ou minimizar a incidência de incapacidade e morte prematura. A prevenção primária é um termo de saúde pública que pode ser definido como actividades, programas ou políticas destinadas a reduzir a incidência ou o número de novos casos de uma doença ou problema.[20] Com base no modelo de saúde pública, a prevenção pode ser conseguida através da redução da exposição ao agente casual ou da alteração da suscetibilidade da pessoa. Os esforços de prevenção primária podem ser classificados nas seguintes áreas: promoção da saúde, prevenção da doença e proteção da saúde.

As estratégias de promoção da saúde baseiam-se no pressuposto de que a forma mais eficaz de conseguir uma vida mais longa e mais saudável é continuar ou adaptar boas práticas de saúde pessoal. Estas práticas dizem respeito ao tabagismo, ao consumo de álcool, à alimentação e aos comportamentos relacionados com o exercício físico. A promoção da saúde é dirigida a uma população saudável e fornece conhecimentos e, por vezes, competências específicas para ajudar as pessoas a terem um estilo de vida saudável.

Os programas de prevenção de doenças prestam normalmente serviços preventivos específicos a populações de alto risco, a fim de evitar ou minimizar o desenvolvimento de outros problemas. As estratégias de prevenção de doenças são ilustradas por programas de redução do stress para agentes da polícia, rastreio de pessoas provenientes de famílias com um historial de saúde desfavorável ou aconselhamento para filhos de alcoólicos.[20] Tal como as abordagens de promoção da saúde, a prevenção das doenças centra-se principalmente no indivíduo como ponto de intervenção.

A proteção da saúde é a terceira abordagem para a prevenção primária dos problemas de saúde pública. Utiliza estratégias passivas em vez de activas e dirige-se a toda a população. As estratégias são consideradas passivas porque não exigem que os indivíduos tomem qualquer ação para serem protegidos. A proteção da saúde tenta reduzir a exposição à causa do problema através da alteração do ambiente que rodeia o indivíduo.

Visão geral

As condições para uma convergência entre o marketing do sector privado e a saúde pública resultaram de tendências históricas nos dois domínios. Na saúde, a transição demográfica bem documentada de uma era de infecções agudas para uma era de doenças crónicas aumentou a consciência do impacto do estilo de vida e do ambiente na grande maioria das mortes precoces e evitáveis e das doenças e lesões incapacitantes.[21]

No domínio do marketing, uma importante mudança concetual tinha começado antes com a pergunta provocadora de G.D. Wiebe: "Porque é que a fraternidade não pode ser vendida como o sabão?[21] Wiebe analisou quatro campanhas sociais e concluiu que as aspirações de uma sociedade podem, de facto, ser vendidas através da aplicação criteriosa de técnicas de marketing.

Ao longo das duas últimas décadas, o marketing social amadureceu como uma abordagem centrada no consumidor à questão de como "ganhar escala" nos esforços para conservar e melhorar a saúde da população. Este termo está a ser cada vez mais utilizado na literatura sobre saúde, onde o marketing é utilizado como um poderoso conjunto de ferramentas para segmentar, traçar o perfil e visar as populações; conceber, posicionar, testar e aperfeiçoar produtos e serviços e, por vezes, galvanizar a ação da comunidade ou moldar a política.[21]

O quadro seguinte apresenta uma sequência de nove elementos que, em conjunto, constituem a base de um programa de marketing social abrangente:[21]

Social marketing process elements	Description of activities
Phase I: Research and planning	
Planning	• Specify realistic and measurable objectives. • Establish checkpoints for making go/no go decisions. • Review existing research and map out a program prototype. • Select outcome measures to judge progress and success.
Consumer analysis	• Conduct and analyze qualitative and/or quantitative consumer research. • Identify population segments of interest for whom the program may be most effective. • Study consumer motivational and resistance points.
Market analysis	• Designate the marketing mix (product, price, place and promotion). • Examine the fit between the chosen target group and the current product. • Analyze the market environment to identify competitors and allies.
Channel analysis	• Examine communication channels to determine which are best suited for reaching the target audience and achieving program goals. • Assess available vehicles to distribute the product. • Consider which organizations or institutions might collaborate.
Phase II: Strategy design	
Development of marketing mix strategy	• Translate the marketing mix into a program strategy by developing the product, generating methods of reducing the price, selecting the place or system of distribution and specifying the means of promotion. • Test the concepts and product prototypes with the target group. • Market test the strategy in a circumscribed area and refine as needed.
Communication	• Clarify ideas and information and develop pilot messages. • Test concepts and product prototypes with the target group. • Produce communication materials, testing and refining them as needed.
Phase III: Implementation and evaluation	
Implementation	• Enlist collaborators, clarifying the nature of their involvement and securing their commitment. • Train key players in executing the program and in product/service delivery. • Activate communication and distribution
Process evaluation	• Assess quality of target group exposure to program communications. • Evaluate the delivery of product or service. • Obtain data on use of the product. • Modify the product offerings or distribution and communication systems in response to consumer feedback.
Outcome evaluation	• Consider threats to the validity of research methodology and the degree to which the program assessment conforms to rigorous program evaluation design. • Assess program impact through statistical comparisons using preselected outcome measures. • Estimate cost-effectiveness.

QUADRO-1: PROCESSO DE MARKETING SOCIAL

Este quadro foi acedido a partir de : Walsh CD, Rudd EM, Moeykens AB e Moloney WT. Social marketing for public health. Health affairs 1993; 105-119.

O marketing social abriu novas áreas para os conhecimentos dos profissionais de marketing e intrigou os defensores da saúde pública. Não só forneceu novas ferramentas poderosas, como também teve uma espécie de justiça poética ao pedir emprestado aos profissionais de marketing a mesma disciplina que estava a promover agressivamente produtos nocivos como os cigarros, o álcool, os automóveis rápidos, a comida rápida e as fórmulas para lactentes, contra os quais os educadores de saúde pública sentiam que estavam a lutar na retaguarda.[21]

Nas décadas de 1960 e 1970, as primeiras aplicações do marketing social na área da saúde surgiram como parte do esforço de desenvolvimento internacional sob a bandeira da "comunicação para o desenvolvimento". Isto levou à implementação de um grande número de programas de promoção da imunização, planeamento familiar, reformas agrícolas e nutrição em vários países de África, Ásia e América do Sul.[21] A indústria farmacêutica, com a colaboração da classe médica, utilizou-a de forma positiva durante décadas.[9] No sector da saúde pública, o marketing nem sempre foi visto como um instrumento útil para a educação para a saúde.

A conferência das Nações Unidas (ONU) de 1978, realizada em Alma-Ata, constituiu um ponto de viragem para os programas de cuidados de saúde primários que promoveram a educação para a saúde e a tornaram uma prioridade no domínio da saúde pública. As técnicas implementadas nas campanhas de educação para a saúde também evoluíram e, em 1983, na 36th Assembleia Mundial da Saúde (AMS), os especialistas em saúde pública proclamaram que os meios de comunicação social eram um instrumento útil para aumentar a sensibilização para as questões de saúde.[17]

Algumas das formas nascentes de marketing social tiveram origem nos países em desenvolvimento, sendo os anúncios de serviço público (PSA) amplamente utilizados como meio de comunicar com as pessoas sobre questões de saúde relevantes.[18] Embora os PSAs tenham ajudado a influenciar as pessoas a nível internacional, as estações de televisão só exibiam os PSAs nas primeiras horas da manhã e a sua presença não tinha um efeito significativo no comportamento dos indivíduos. Os programas internacionais começaram rapidamente a incorporar técnicas de marketing, incluindo a rádio, os meios de comunicação social e a publicidade em grande escala. Grande parte da investigação e desenvolvimento importantes para o avanço das aplicações do marketing social à saúde teve lugar no domínio do planeamento familiar internacional. Foram também aplicadas variações do marketing social para promover a segurança rodoviária, o controlo do tabaco, a prevenção da toxicodependência, as imunizações infantis, a melhoria da nutrição e da dieta e o comportamento ambiental, bem como para reduzir a mortalidade infantil.[22]

A saúde pública passou a centrar-se numa abordagem contemporânea da relação entre a doença e factores controláveis, como a alimentação e o exercício. As pessoas podem exercer controlo sobre os seus hábitos de exercício e alimentares, optando por comer alimentos ricos em fibras para evitar doenças cardíacas, ou andar de bicicleta todas as manhãs, num esforço para combater a obesidade.[18] Com o tempo, os especialistas em saúde pública descobriram que as pessoas são maleáveis e podem aprender a mudar os seus hábitos pessoais num esforço para serem mais saudáveis. Assim, as estratégias preventivas, como a educação, podem ter influência na resolução de epidemias de saúde.

Muitas lições do marketing social reforçam ou reorientam o repertório da prática normal de saúde pública.[21] Num sentido, trata-se de uma nova perspetiva que desafia os estrategas da saúde a prestarem mais atenção ao consumidor e a criarem um produto mais reativo. Noutro sentido, é um processo estruturado que desafia os estrategas da saúde a dedicarem mais recursos, tempo e engenho criativo às fases iniciais cruciais da conceção e do desenho do programa.

Os tempos são exigentes, as populações são maciças e as abordagens da educação para a saúde estão a falhar. Os sistemas escolares revelam-se por toda a parte inadequados, atormentados por problemas orçamentais e assaltados por mensagens educativas dissonantes provenientes de outras fontes. O hipnotismo eletrónico da rádio e da televisão tem vindo a absorver uma parte importante da atenção pública e da energia intelectual. Passou-se de uma ênfase exclusiva na causalidade e responsabilidade individual pela doença para uma maior concentração na capacitação da comunidade. Ao mesmo tempo, a importância da etnicidade e do multiculturalismo está a ser cada vez mais reconhecida.[21] O marketing social está, portanto, a desenvolver técnicas de sense-making para converter a comunicação de um processo de transmissão num processo de diálogo, algo que os educadores de saúde estão cada vez mais ansiosos por fazer.[23] Chegou, sem dúvida, o momento de os educadores recuperarem as ferramentas da sua própria invenção e de abrirem novos caminhos.[17]

A saúde pública é cada vez mais vulnerável aos antagonismos do ambiente, do sistema alimentar e dos estilos de vida. Assim, o marketing social pode ser chamado a continuar a luta por um público mais bem informado e mais saudável com todos os novos meios. Os problemas podem variar de país para país e dentro de cada país. Mas o marketing social da saúde pública é uma abordagem sistémica com aplicação universal, independentemente de um problema ou de uma situação local.

PROMOÇÃO DA SAÚDE NO MARKETING SOCIAL

Na sociedade moderna, há uma procura crescente de melhores formas de transmitir mensagens de saúde às pessoas. O Professor Wallack deve ser felicitado por ter ventilado duas possibilidades neste domínio, que incluem o marketing social e a sensibilização dos meios de comunicação social. Estas duas estratégias devem ser combinadas, pois complementam-se mutuamente e são inseparáveis.[26]

Os meios de comunicação social podem ser um mecanismo para fazer chegar a informação certa às pessoas certas, da forma certa e no momento certo, para promover a mudança pessoal" e que "podem ser um veículo para aumentar a participação na vida cívica e política e o capital social para promover a mudança social"- Wallack[24]

Com os crescentes avanços nas tecnologias da informação e da comunicação, estão a ser feitos esforços para incorporar estratégias dos meios de comunicação social nas práticas de educação para a saúde, promoção e prevenção de doenças. Os meios de comunicação de massas só chegam a um público limitado e têm efeitos limitados e moderados na influência dos conhecimentos, atitudes e comportamentos em matéria de saúde. Por conseguinte, os comunicadores no domínio da saúde têm de explorar estratégias múltiplas e utilizar canais interactivos dos meios de comunicação digitais para chegar às audiências pretendidas e alargar o âmbito dos meios de comunicação de massas.

As campanhas nos meios de comunicação social destinam-se geralmente a alterar os conhecimentos, a sensibilização e as atitudes, contribuindo para o objetivo de alterar os comportamentos. Estas campanhas são, desde há muito, um instrumento de promoção da saúde pública, sendo amplamente utilizadas para expor grandes proporções de grandes populações a mensagens através da utilização rotineira dos meios de comunicação existentes, como a televisão, a rádio e os jornais.[25] Muitas das campanhas visam afetar diretamente os destinatários individuais, invocando respostas cognitivas ou emocionais e afectando o processo de tomada de decisões a nível individual. Por outro lado, a mudança de comportamento também pode ser conseguida através de meios indirectos, reforçando as mudanças na rede social do indivíduo. As duas abordagens básicas da promoção da saúde nos meios de comunicação social incluem o marketing social e a sensibilização para os meios de comunicação social. Tanto o marketing social como a sensibilização dos meios de comunicação social, se utilizados de forma equilibrada, têm um papel importante a desempenhar para tornar os meios de comunicação social mais receptivos às questões de saúde.[26]

O marketing social tenta aplicar os princípios da publicidade e do marketing do produto, do preço, da promoção e do local à popularização de comportamentos de saúde positivos. Estes princípios desenvolvem-se a partir de uma base sólida de teorias da comunicação e da psicologia social e envolvem a mobilização de organizações locais e redes interpessoais durante o processo de mudança de comportamento. O marketing social fornece às pessoas informações exactas para que possam tomar medidas para melhorar a sua própria saúde. Serve como um terreno comum onde os meios de comunicação social, os grupos comunitários, as agências governamentais e os publicitários podem trabalhar em conjunto.[26] As campanhas de marketing social revelam-se bem sucedidas para aqueles que estão motivados para mudar os seus hábitos de saúde, mas não são bem sucedidas para aqueles que não dispõem dos recursos necessários para efetuar a mudança.

A natureza das mensagens que são comunicadas através dos meios de comunicação social na promoção da saúde inclui modelos específicos que exibem uma série de comportamentos, uma perspetiva específica sobre a natureza da saúde e da doença e, em terceiro lugar, a publicidade que transmite mensagens fortes sobre o estilo de vida e os produtos relacionados com a saúde.

A televisão é considerada uma das principais fontes de modelos para uma série de comportamentos relacionados com a saúde e tem um grande potencial de imitação e de reforço positivo. No entanto, os modelos televisivos não fornecem necessariamente informações úteis sobre a saúde e o visionamento intensivo da televisão pode também ser um fator de risco para uma saúde precária. A televisão tende a dar mais ênfase à doença e a subestimar os factores sociais, económicos e políticos que são os principais determinantes da saúde. A televisão apresenta uma imagem mais médica do que social do assunto. No entanto, a mensagem central da televisão parece ser a de que os cuidados de saúde são um recurso ilimitado e a nossa principal arma contra a doença.[26] A televisão também ajuda a melhorar a visão da saúde e da doença através de apresentações dramáticas que frequentemente estimulam o debate público sobre uma melhor compreensão destes temas. Para além de vender um produto específico, a publicidade, numa escala mais ampla, promove um modo de vida. Através dos seus programas de entretenimento e de notícias, transmite informações vitais que são essenciais para a nossa compreensão das questões de saúde. As diferenças essenciais entre a publicidade e as campanhas de saúde residem na natureza do produto, nos processos envolvidos na promoção e, claro, na natureza das audiências.[25]

Uma vez que os cuidados de saúde são um tema quente entre os líderes estatais e nacionais, existem inúmeras oportunidades para que a promoção da causa nos meios de comunicação social seja utilizada como uma ferramenta para os representantes dos doentes. A promoção da causa nos meios de comunicação dos sistemas de cuidados de saúde (por exemplo, boletins informativos sobre cuidados de saúde e seguros de saúde) e nos meios de comunicação de massas pode ser uma voz para mudar as políticas, tanto privadas como públicas, que afectam a vida dos doentes e a prática da medicina. A sensibilização dos meios de comunicação social cria apoio para a mudança de políticas que se sabe ou se pensa serem eficazes. Isto deve-se ao facto de a promoção dos meios de comunicação social, tal como qualquer estratégia de promoção de políticas, se basear na crença fundamental de que a criação de políticas de saúde pública significativas pode provocar uma mudança nas normas relacionadas com a saúde. É a melhor forma de alterar os principais comportamentos relacionados com a saúde que constituem os principais factores de risco de morbilidade e/ou mortalidade evitáveis numa população.

A advocacia dos meios de comunicação social tem sido definida como a "utilização estratégica dos meios de comunicação social para promover uma iniciativa social ou de política pública". Na prática, a defesa dos meios de comunicação social é o ato de mobilizar estrategicamente o interesse da comunidade por um problema e pelas suas soluções.[26] Envolve a comunidade na definição dos seus problemas e na identificação das mudanças políticas que podem resolver esses problemas de forma a alterar o contexto em que as pessoas tomam decisões relativamente aos seus comportamentos de saúde. Apenas altera a forma como os problemas são entendidos, em vez de alterar diretamente o comportamento individual de risco. O processo começa com a identificação de uma questão importante e, em seguida, com o desenvolvimento de um conhecimento comum sobre a causa do problema por peritos locais. Por último, os decisores são informados sobre os problemas e as pessoas na base são instadas a manifestarem-se a favor da mudança. Tenta-se passar da definição de problemas simples para problemas complexos.

Quando o objetivo político toma forma, os defensores da política e os defensores dos meios de comunicação trabalham em conjunto para dar apoio às soluções políticas através da utilização do planeamento estratégico. Os passos para uma advocacia dos media bem sucedida delineados por Wallack e os seus co-autores incluem:[27]

1. Enquadrar a questão para obter um melhor acesso aos meios de comunicação social e
2. enquadrar a questão no conteúdo.

Este processo de dois passos permite uma forma sistemática para os defensores planearem as tácticas de promoção dos meios de comunicação. O defensor dos meios de comunicação social pode tomar decisões sobre como a exposição nos meios de comunicação social pode ajudar a causa respondendo a perguntas específicas tais como: pode a questão ser apresentada ao público como um problema crítico ou solucionável. Depois de responder a estas perguntas, o defensor pode começar a dar forma à história a ser apresentada à comunidade através dos meios de comunicação social.

A defesa dos meios de comunicação social é um conceito relativamente novo, mais associado ao movimento de controlo do tabagismo na Austrália, no Canadá, no Reino Unido e nos Estados Unidos.[26] A defesa dos meios de comunicação social é orientada para a questão e reconhece que os meios de comunicação social são frequentemente o fórum de contestação das principais políticas que afectam a saúde. Reflecte uma abordagem progressiva da promoção da saúde e define os problemas de saúde como questões de política pública e não apenas de comportamento individual. As campanhas de relações públicas ou de sensibilização dos meios de comunicação social que moldam o tratamento de uma questão de saúde pública pelos meios de comunicação social noticiosos e de entretenimento também representam uma estratégia complementar promissora em relação às campanhas convencionais dos meios de comunicação social.[28] No entanto, tem várias limitações, como o facto de ser mais complexa, de o tempo necessário para a investigação poder não estar disponível para as pessoas que trabalham em organismos públicos e de ser tendencialmente controversa, uma vez que confronta diretamente interesses poderosos.

Nas mãos de um defensor dos meios de comunicação social competente, com uma orientação clara para um resultado político sólido, uma luta aparentemente aleatória por centímetros de coluna entre os defensores da saúde pode transformar-se num conjunto estratégico de actividades, calculado para resultar em mudanças nas políticas públicas e privadas para apoiar comportamentos mais saudáveis e normas sociais saudáveis.[27]

As campanhas de saúde nos meios de comunicação social podem claramente ser um instrumento eficaz para a promoção da saúde, tanto à escala nacional como local. Estas campanhas podem, direta ou indiretamente, produzir mudanças positivas ou evitar mudanças negativas nos comportamentos relacionados com a saúde em grandes populações. Devemos formular cuidadosamente o nosso modelo concetual de como esperamos que uma intervenção funcione e avaliá-la em conformidade, em vez de avaliarmos a eficácia das estratégias. A disponibilidade e o acesso simultâneos a serviços e produtos essenciais são cruciais para persuadir os indivíduos motivados pelas mensagens dos meios de comunicação social a actuarem de acordo com elas.[28] A criação de políticas que apoiem as oportunidades de mudança proporciona uma motivação adicional para a mudança, enquanto a aplicação de políticas pode desencorajar comportamentos pouco saudáveis ou inseguros. As campanhas de relações públicas ou de sensibilização dos meios de comunicação social que moldam o tratamento de uma questão de saúde pública pelos meios de comunicação social noticiosos e de entretenimento também representam uma estratégia complementar promissora para as campanhas dos meios de comunicação social convencionais.

Existem também vários obstáculos ao êxito destas campanhas nos meios de comunicação social. A comercialização generalizada de produtos concorrentes ou com mensagens opostas, o poder das normas sociais e o impulso da dependência significam frequentemente que os resultados positivos das campanhas não são sustentados. Será necessário um investimento maior e a longo prazo para alargar os efeitos. O ambiente mediático cada vez mais fragmentado e desordenado coloca desafios à obtenção de uma exposição adequada às mensagens planeadas nos meios de comunicação social, em vez de facilitar uma ampla exposição. Por conseguinte, é muito importante planear e testar cuidadosamente o conteúdo e o formato das campanhas junto dos públicos-alvo.[28]

PREVENÇÃO DE DOENÇAS NO MARKETING SOCIAL

A saúde é geralmente uma função de uma interação entre o indivíduo e o ambiente físico e social mais amplo. A saúde engloba uma variedade de estados físicos e mentais, tal como a doença e a incapacidade. As medidas tomadas para a prevenção de doenças baseiam-se em acções de antecipação que são afectadas por factores ambientais, predisposição genética, agentes de doença e escolhas de estilo de vida. A publicação de dois importantes documentos sobre a política de saúde, um sobre a saúde dos canadianos (Lalonde 1574) e o outro pelo Surgeon General dos Estados Unidos (USSG 1979), veio sublinhar a necessidade de uma mudança significativa no sentido da prevenção da deficiência e da morte prematura e da promoção geral da saúde.[26] A ideia central destes relatórios era que a saúde é uma função de uma interação entre o indivíduo e o ambiente social e físico mais vasto. Estes relatórios destacaram os factores do estilo de vida individual e as condições ambientais como os principais determinantes da saúde, o que revolucionou as estratégias de mudança de comportamento baseadas no indivíduo.

A comercialização social de questões de saúde enquadra-se bem no conceito geral de prevenção de doenças.[26] Esta prevenção de doenças centra-se principalmente no indivíduo no ponto de intervenção e oferece os seus serviços a populações de alto risco, a fim de evitar ou minimizar o desenvolvimento de outros problemas. O conceito de prevenção reconhece, assim, que o comportamento de saúde e os problemas de saúde são uma função da interação entre o indivíduo e o ambiente em geral. Por conseguinte, as abordagens preventivas devem necessariamente ser direccionadas para um sistema mais vasto e não se limitarem apenas ao indivíduo. Entre os vários métodos de gestão e prevenção de doenças, o envio de mensagens de texto por telemóvel é um instrumento potencialmente poderoso para a mudança de comportamentos, porque está amplamente disponível, é barato e instantâneo.

A utilização da tecnologia móvel está a crescer a um ritmo acelerado, abrangendo não só as comunicações interpessoais, mas também as infra-estruturas de comunicação de sectores como as finanças, a educação e o marketing.[29] O número estimado de assinantes de telemóveis em todo o mundo aumentou de mil milhões em 2002 para 4,1 mil milhões no final de 2008, o que sugere que têm um impacto considerável nos países em desenvolvimento.[30] Embora existam agora mais de mil milhões de utilizadores de telemóveis no mundo em desenvolvimento, esta área da comunicação não captou a imaginação dos investigadores para provocar uma mudança no contexto social e cultural.

A tecnologia móvel está a ser cada vez mais utilizada na promoção da saúde, na prevenção de doenças e na prestação de cuidados de saúde. Esta tecnologia também ajuda na auto-monitorização das pessoas com doenças crónicas, melhorando as infra-estruturas de saúde pública nas zonas rurais, e permite aos investigadores capitalizar os comportamentos culturais existentes nas populações jovens, dadas as suas taxas de acesso e utilização da tecnologia dos telemóveis. Uma das tecnologias de telemóvel utilizadas para a prevenção de doenças é o envio de mensagens de texto.

As mensagens de texto são uma forma curta de comunicação transmitida entre telemóveis com uma largura de banda inferior à de uma chamada telefónica e, normalmente, limitada a 160 caracteres.[31] Demonstra um forte potencial como instrumento de prevenção de doenças por várias razões, nomeadamente

a) está disponível em quase todos os modelos de telemóveis,

b) O custo é relativamente baixo,

c) Não requer grandes conhecimentos tecnológicos e

d) é amplamente aplicável a uma variedade de comportamentos e condições de saúde.

Tem também a vantagem de ser assíncrona, uma vez que pode ser acedida em qualquer altura que seja pessoalmente conveniente.[32] As mensagens de texto são adequadas para intervenções de mudança de comportamento porque permitem a comunicação e o reforço da saúde no momento e de forma personalizada. Podem ser vistas como uma abordagem alternativa para a realização de programas, em vez de programas pessoais ou em grupo. Através de uma maior comunicação, responsabilização e reforço, as mensagens de texto podem aumentar a probabilidade de recordar as mudanças que se devem fazer.

Uma das iniciativas bem sucedidas, o Project Masiluleke[33] , na África do Sul, utiliza mensagens de texto para aumentar as taxas de despistagem da tuberculose e do vírus da imunodeficiência humana (VIH) e para fornecer aconselhamento aos doentes. O Projeto Masiluleke reúne as melhores organizações e líderes dos sectores da saúde pública, tecnologia móvel, inovação em design, artes ou entretenimento e filantropia. Nasceu do desejo de enfrentar os desafios que resultam em evitar o teste do VIH, atrasar o início do tratamento que salva vidas e as elevadas taxas de incumprimento do tratamento, que contribuem desnecessariamente para as elevadas taxas de mortalidade devido ao VIH/Síndrome da Imunodeficiência Adquirida (SIDA). Ao contrário de outras iniciativas de saúde móvel que fornecem principalmente ferramentas aos profissionais de saúde, este projeto propõe soluções que interagem diretamente com os utilizadores finais - as pessoas afectadas pelo VIH/SIDA.[33]

Uma potencial desvantagem da utilização de mensagens de texto com base na prevenção de doenças é a marginalização de certas populações que são analfabetas ou que não têm acesso a um telemóvel por razões financeiras. Outra limitação é que a realização de intervenções pode ser interrompida se o telemóvel for roubado ou perdido.[31] Assim, as mensagens de texto não devem ser consideradas como um modelo autónomo para a mudança de comportamentos, mas sim utilizadas como uma ferramenta. Considera-se que as mensagens de texto são uma ferramenta que tem valor tanto para o investigador como para os profissionais, e a sua utilização pode facilitar uma colaboração mais ativa entre a investigação e a prática clínica. A crescente utilização das mensagens de texto pode melhorar as práticas e intervenções existentes e pode servir como uma ferramenta importante para reduzir o peso global dos cuidados de saúde, fornecendo um apoio mais eficaz à prevenção e gestão das doenças.

PROTECÇÃO DA SAÚDE NO MARKETING SOCIAL

Historicamente, as estratégias de proteção da saúde têm provado ser a medida de prevenção da saúde pública mais eficaz. Uma vez que estas estratégias enfatizam medidas regulamentares que colocam principalmente o ónus da responsabilidade nos produtores, há uma longa história de resistência associada à promoção de tais estratégias.[20] Medidas como as leis sobre os capacetes dos motociclistas e a regulamentação da segurança dos produtos geram controvérsia devido a presumíveis conflitos com a liberdade individual e os conceitos de mercado livre.[20] O equilíbrio crítico entre o bem coletivo e os direitos do indivíduo tem, portanto, implicações significativas para as abordagens de prevenção e de marketing social.

INICIATIVAS DE SAÚDE PÚBLICA NO DOMÍNIO DO MARKETING SOCIAL

O marketing social é a utilização de conceitos e ferramentas de marketing comercial em programas destinados a influenciar o comportamento dos indivíduos para melhorar o seu bem-estar e o da sociedade.[22] Tal como outras estratégias e modelos de planeamento da saúde, também se baseia no conceito de investigação comportamental. Inclui também quaisquer objectos e serviços tangíveis desenvolvidos para apoiar e facilitar a mudança de comportamento do público-alvo.[34] Assim, o marketing social tem sido bem sucedido numa série de iniciativas relacionadas com a saúde que foram classificadas nas três abordagens preventivas: promoção da saúde, prevenção da doença e proteção da saúde.

Iniciativas no âmbito da promoção da saúde:

> Nos EUA, a percentagem global de aumento da utilização do cinto de segurança deveu-se à disponibilidade generalizada de cintos de segurança, a leis mais rigorosas sobre o cinto de segurança e à publicidade de organizações como a Mothers Against Drunken Driving. Um

programa chamado "*Click it or ticket*" demonstrou a importância de leis primárias sobre o cinto de segurança combinadas com publicidade eficaz de reforço que levou a um aumento da utilização do cinto de segurança na Carolina do Norte de 63% para 80% e que se tornou um modelo nacional.[35]

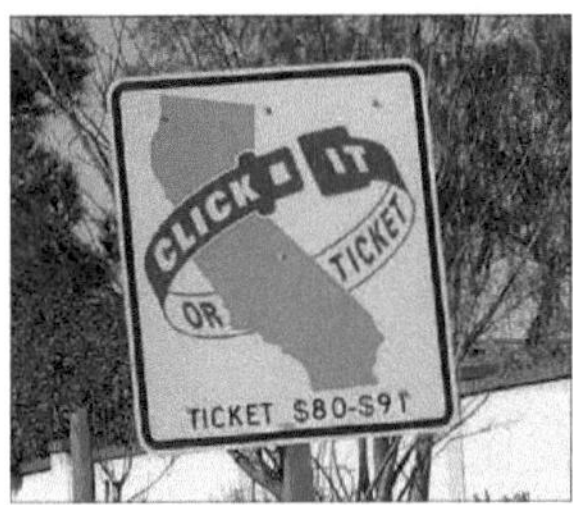

Imagem 3: Acumulação de programas "*Click it or ticket*

> Uma campanha de comunicação social nos EUA, intitulada "*Tolerância zero significa zero oportunidades*", revelou que a sensibilização para a lei de não tolerância em relação à condução sob o efeito do álcool aumentou de 61% para 63% num período de seis meses.[36] Outra campanha de publicidade social, *Friends don't let friends drive drunk (Os amigos não deixam os amigos conduzir embriagados),* revelou que 80% dos indivíduos tomaram medidas para impedir um amigo de conduzir e 25% afirmaram ter impedido um amigo de conduzir embriagado.[37]

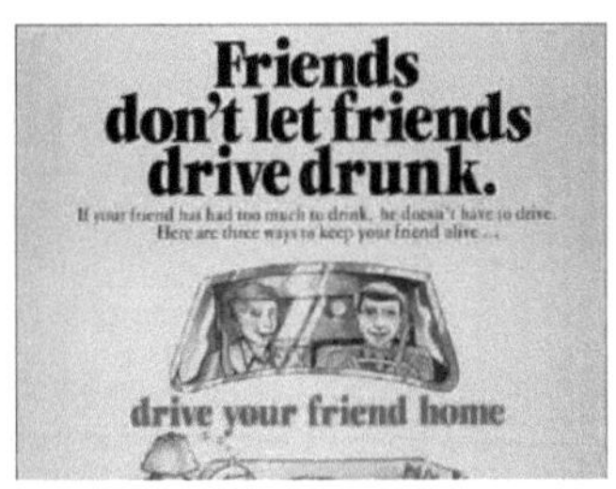

Imagem 4: Cartaz da campanha "*Os amigos não deixam os amigos conduzir embriagados*

> *Os programas de normalização social*, como o "Two out of three" do Montana, registaram uma ligeira redução da condução sob o efeito do álcool por parte dos adolescentes universitários. A Florida State University registou uma redução de 15% no consumo de álcool de alto risco entre os estudantes do sexo masculino e de 5% entre as mulheres. O Hobart and William Smith College, em Nova Iorque, registou uma redução de 32% no número de estudantes atletas que bebem mais do que uma vez por semana.[38]

> A primeira campanha mediática de sempre em Israel tinha como objetivo incentivar a

utilização de capacetes por crianças com idades compreendidas entre os 7 e os 14 anos. A hipótese gerada por este estudo foi a aplicação da teoria funcional, segundo a qual as atitudes das crianças em relação ao uso de capacetes de bicicleta têm sobretudo uma função expressiva. Os resultados sugerem um apoio cauteloso à hipótese funcional.[39]

Iniciativas no âmbito da prevenção de doenças:

- A campanha *VERB* dos Centros de Controlo e Prevenção de Doenças (CDC) promoveu a atividade física entre os adolescentes com idades compreendidas entre os 9 e os 13 anos e registou uma sensibilização nacional de 74% para esta campanha ao fim de um ano.[40] Os programas de comunicação *Sisters Together, Move More Eat Better (Irmãs Juntas, Mexam-se Mais, Comam Melhor)* centraram-se em jovens mulheres negras para incentivar uma melhor nutrição e uma maior atividade física. A conceção deste programa incluía cinco fases: conceção, promoção, demonstração, transferência e atividade sustentada, que têm potencial para aumentar o tempo de vida de uma campanha e contribuir para a construção da comunidade.[41]
- *O programa suíço Stop AIDS* aumentou a utilização de preservativos entre parceiros casuais de 50% para 80%. Dezenas de programas de prevenção da SIDA em todos os países em desenvolvimento, como o Uganda, a Jamaica, o Brasil, a Tailândia, etc., também mostraram resultados positivos.[21] O CDC financiou os cinco sítios de *Marketing de Prevenção*

  Projeto de *demonstração da iniciativa* para explorar a utilidade das técnicas de marketing social na prevenção do VIH entre os jovens. A avaliação dos resultados mostrou que a campanha no seu conjunto atingiu os seus objectivos comportamentais.
- No Equador, um programa de imunização, *o PREMI,* aumentou a cobertura total de imunização dos bebés de maior risco com um ano de idade de 5% para 28% em 18 meses.[42] *Meios de comunicação social e práticas de saúde*; um programa nas Honduras aumentou a utilização correcta da TRO de 9,2% para 44,8% em cinco anos.[42]
- Na Geórgia, as autoridades de saúde utilizaram uma abordagem de marketing social para prevenir o surto de casos de diarreia associado à preparação de chitterlings (tripas de porco) por mulheres afro-americanas. A intervenção concebida em torno da mensagem - *"Coza previamente os seus chitterlings durante cinco minutos antes de os limpar e cozinhar como habitualmente"* - gerou resultados positivos, apesar do curto prazo de execução e do orçamento relativamente baixo.[43]

> *Florida Cares for Women*; uma abordagem de marketing social ao rastreio do cancro da mama aumentou o número de mulheres sem seguro e com seguro insuficiente com idade igual ou superior a 50 anos que utilizaram serviços de rastreio do cancro da mama de baixo custo no seu departamento de saúde local.[44] *O Maine Breast and Cervical Health Program (Programa de Saúde da Mama e do Colo do Útero do Maine), que faz* parte do National Breast and Cervical Cancer Early Detection Program (Programa Nacional de Deteção Precoce do Cancro da Mama e do Colo do Útero) nos EUA, proporcionou rastreios gratuitos a mulheres de baixos rendimentos com idades compreendidas entre os 50 e os 64 anos. O projeto visava as mulheres que telefonavam para a linha gratuita do MBCHP mas não se inscreviam no programa.[45]

> *O* Programa *Nacional de Promoção do Aleitamento Materno para Mulheres, Bebés e Crianças (WIC)* nos EUA foi concebido para promover o aleitamento materno entre os participantes do WIC e outras famílias economicamente desfavorecidas. O programa foi assim implementado em 54 das 88 organizações estatais, intertribais ou territoriais do WIC.[46]

Iniciativas no âmbito da proteção da saúde:

> *O Projeto de Demonstração de Fort McMurray*, no Canadá, aplicou as técnicas de marketing social à saúde e à segurança. Algumas das intervenções específicas patrocinadas pelo projeto incluíam uma campanha nos meios de comunicação social na televisão por cabo, actividades públicas nas escolas locais, uma auditoria de segurança comunitária e a aparição nos meios de comunicação social de uma mascote. A componente de avaliação centrou-se nas medidas de resultados.[47]

> A discriminação contra as crianças do sexo feminino é um problema social muito grave na Índia e várias instituições governamentais e não governamentais têm tentado introduzir mudanças neste domínio. *Save the Girl Child*[48] é uma iniciativa de marketing social financiada pelo governo central para provocar uma mudança de comportamento sustentada.

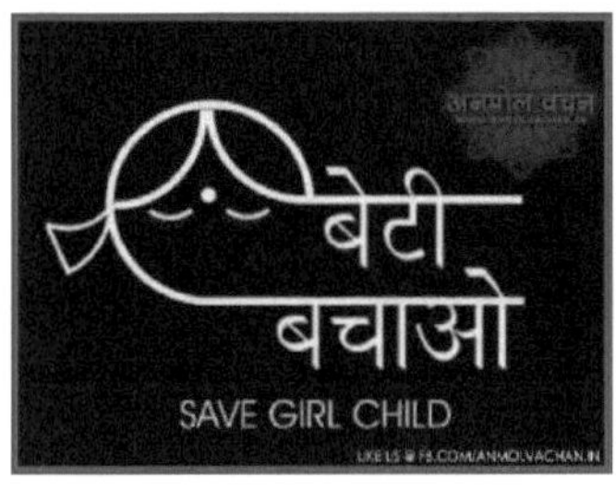

Imagem 5: Cartaz da campanha "Save the Girl Child

Alguns dos principais objectivos desta iniciativa consistiam em reduzir diretamente os casos de feticídio feminino, aumentando a preferência pelas raparigas, reforçando o seu estatuto na família, protegendo o seu futuro e melhorando a sua qualidade de vida, e educando e sensibilizando para a mudança de crenças e atitudes. Sob o nome de *Save the Girl Child/ Beti Bachao Abhiyan (Salve as meninas/ Beti Bachao Abhiyan),* o governo central, os governos estaduais e os organismos independentes lançaram muitas iniciativas de sensibilização, que são enumeradas a seguir:[48]

a. *Beti Bachao Abhiyan* - Governo do Estado de Madhya Pradesh.
b. *Cerimónia de Juramento* - Deli.
c. *Beti Bachao Abhiyan* - Governo do Estado de Gujarat.
d. *Laadli - Population First* - Organização Não Governamental (ONG).
e. *Beti Bachao Muhim*- Punjab e Harayana, *de Dainak Bhaskar.*
f. Iniciativas da *Associação Médica Indiana (IMA).*
g. *Serviço Nacional de Proteção da Família*, Maharashtra.
h. *Campanha "Save a Girl Child"* - Fundação Sun.
i. *Ação de sensibilização para os peregrinos de Padhanpur - Informação, educação e Gabinete de Comunicação* - Maharashtra.

Capítulo 6

MARKETING SOCIAL E MEDICINA DENTÁRIA

As aplicações dos meios de comunicação social são uma tecnologia dinâmica e em evolução com centenas de plataformas e milhões de utilizadores. Uma análise recente efectuada por Oakley e Spallek descreveu o impacto dos meios de comunicação social na prestação de cuidados de saúde nos EUA, bem como as oportunidades e os desafios associados a esta tecnologia em expansão, particularmente na medicina dentária e no ensino da medicina dentária.[49] Com o rápido crescimento da popularidade das aplicações das redes sociais e a relativa escassez de informação disponível sobre a sua utilidade no ensino da medicina dentária, os autores sugeriram que se maximizassem os benefícios e se minimizassem os riscos da utilização das redes sociais na medicina dentária académica. Algumas formas de aplicações dos meios de comunicação social, como o Facebook e o Twitter, ganharam assim uma enorme popularidade porque proporcionam aos utilizadores uma forma fácil de se ligarem à família, aos amigos e aos colegas a vários quilómetros de distância.[49]

A tecnologia está a revolucionar o ensino da medicina dentária e os estudantes podem aceder a grandes quantidades de informação a partir de uma variedade de fontes, de acordo com a sua conveniência e a partir de praticamente qualquer local. Ao utilizar discos de vídeo digital (DVDs) que contêm centenas de livros de texto e sítios Web com tutoriais em vídeo interactivos, o estudante de medicina dentária de hoje pode aprender de uma forma adaptada ao seu estilo de aprendizagem individual.[50]

A Internet mudou profundamente a sociedade no que diz respeito à comunicação e à troca de informações desde o primeiro correio eletrónico, enviado em 1971.[51] Além disso, a Internet teve impacto nos hábitos quotidianos das pessoas e o próprio conceito de Internet está em constante evolução. O primeiro período da história da Internet, conhecido como Web 1.0, caracterizava-se por um monopólio de conteúdos criado por empresas e pela imprensa, e as pessoas eram apenas clientes de informação.[51] No entanto, este período evoluiu para o segundo, o período atual, conhecido como Web 2.0. Este período é caracterizado por utilizadores que geram conteúdos através de ferramentas, aplicações e abordagens que resultam em novas formas de interação e relações sociais entre as pessoas.[51] As redes sociais assentam nas bases tecnológicas da Web 2.0 e os números de utilização demonstram a sua importância para a sociedade.

Os meios de comunicação social, ou tecnologias Web 2.0, foram inicialmente um meio de socialização, mas são cada vez mais utilizados para fins educativos. Estudos recentes concluíram que a incorporação de ferramentas dos media sociais em ambientes educativos tradicionais aumenta a aprendizagem e a colaboração dos alunos.[51] A evolução das comunidades baseadas na Web para a aprendizagem tem quatro vantagens principais:

1) permite a colaboração entre diferentes utilizadores,

2) permite que os utilizadores criem conteúdos pessoais através de diferentes formas de media,

3) permite aos utilizadores a publicação de obras individuais, e

4) cria novas abordagens à investigação.

A maioria dos objectivos estratégicos do marketing nas redes sociais exige a presença de um sítio Web impecável da empresa: funcional, eficiente, fiável, integrado na organização e orientado para o cliente. A orientação para o cliente reflecte-se não só nos conteúdos em linha, mas também nas actividades de marketing tradicionais. Assim, a organização de marketing deve estar orientada para oferecer um elevado valor aos clientes, fornecendo produtos e serviços de alta qualidade. Os profissionais de marketing devem ter em conta que os utilizadores das redes sociais podem facilmente investigar e testar a qualidade da empresa ou as alegações de preço, encontrar alternativas ou substitutos e, por último, mas não menos importante, avaliar produtos ou serviços e relatar as suas próprias experiências a um grande número de pares.[5] As duas principais abordagens que surgiram sobre os padrões básicos de envolvimento das redes sociais como parte da estratégia de marketing incluem

1. A abordagem passiva baseia-se na utilização do domínio público das redes sociais como fonte potencial da voz do cliente. O objetivo de marketing é fornecer aos profissionais de marketing informações sobre as necessidades do mercado, as experiências dos clientes, os movimentos e as tendências da concorrência.[52]
2. A abordagem ativa consiste em utilizar as redes sociais como ferramentas de comunicação, vendas directas, aquisição e fidelização de clientes.[53]

Estas estratégias de marketing social podem ser bem sucedidas com a implementação de ferramentas de marketing e uma variedade de tais ferramentas também pode ser utilizada para provocar as mudanças desejadas. Algumas das ferramentas de marketing utilizadas no domínio da medicina dentária incluem: CD-ROM (Compact disc - read only memory) e DVD no ensino da medicina dentária, TI no ensino da medicina dentária, ferramentas de vídeo e sítios Web das redes sociais.

CD-ROM e DVD

O CD-ROM foi o primeiro instrumento didático digital lançado em meados dos anos 80 por N.V. Phillips. A sua primeira aplicação educativa foi como meio de armazenamento de material de referência. Desde então, a lista das suas utilizações aumentou, tal como a sua capacidade de armazenamento e a sua capacidade de conter dados em diferentes formatos, como texto, áudio, imagem e vídeo. As suas propriedades interactivas permitiram que os criadores produzissem discos que melhoram tanto os processos como o prazer do ensino e da aprendizagem. O impacto dos CD-ROM foi consideravelmente favorecido pela sua posterior integração nos computadores pessoais (PC) e portáteis, o que levou a afirmar que o seu desenvolvimento foi o acontecimento que abriu o mundo dos meios de comunicação interactivos, acrescentando o vídeo e o áudio ao ensino mediado por computador.[54] Para serem úteis, a teoria e a tecnologia do CD-ROM têm de ser traduzidas em dispositivos que forneçam o ensino e o material de uma forma que contribua significativamente para a experiência de aprendizagem e o sucesso final do aluno. Tem a vantagem de ser um meio digital totalmente integrado, ou seja, tem a capacidade de misturar som, vídeo, gráficos, animação, fala e texto com interatividade.

Foi desenvolvido um grande número de CD-ROMs para utilização no ensino da medicina dentária, alguns por vários organismos académicos, outros como colaborações entre organismos académicos e organizações comerciais e outros ainda por empresas privadas ou organismos públicos. Várias escolas de medicina dentária do Reino Unido desenvolveram programas para alunos de licenciatura, abrangendo tópicos como próteses completas e avaliação ortodôntica.[55] Os CD-ROMs também desempenham um papel importante na aprendizagem mista, que é a combinação da aprendizagem eletrónica com a instrução presencial. O CD-ROM tem dado um grande contributo para o desenvolvimento da prática de ensino e para uma maior disponibilidade de material didático para os estudantes.[54] No entanto, existem algumas dúvidas quanto ao seu futuro como meio de ensino.

O advento do DVD, com uma capacidade máxima de armazenamento de 17 Gigabytes (Gb), contra 0,6 Gb do CD-ROM, significa que existe um rival considerável e na moda. Os DVD combinam as melhores características do disco laser e do CD-ROM e constituem uma plataforma multimédia capaz de fornecer vídeo de alta qualidade, em movimento total, e áudio melhor do que o CD.[54]

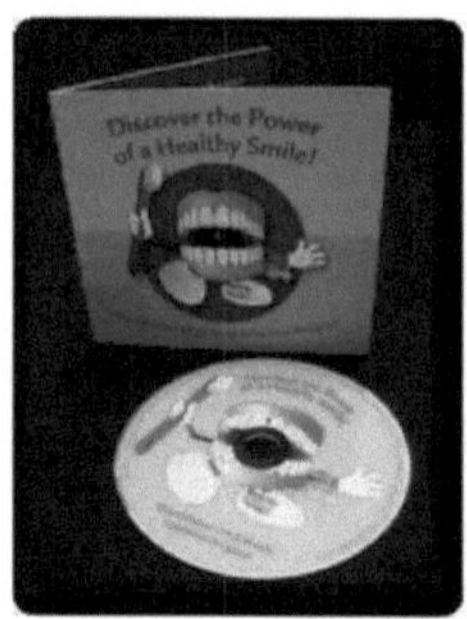

Figura 6: CD-ROM e DVD no ensino da medicina dentária

As TI no ensino da medicina dentária

Dado que a nossa sociedade está a mudar, os nossos métodos de ensino não podem permanecer estáticos, mas devem ser dinâmicos e responder ao ambiente social mais amplo. As páginas Web e outros dispositivos de recolha de informações tornaram-se uma parte essencial da nossa vida quotidiana, uma vez que fornecem informações exaustivas sobre todos os aspectos da vida.[56] Toda uma geração tem vindo a crescer com as TI e a Internet como um recurso muito significativo. Tornou-se também uma parte essencial da vida quotidiana, tanto na sociedade como na educação. O termo Net Gen tem sido utilizado para descrever jovens com literacia digital, conectados, imediatos, experimentais, sociais, trabalhadores em equipa, estruturados, visuais e cinestésicos, interactivos e experimentadores.[56] Os principais domínios de aplicação das TI em relação ao ensino da medicina dentária são os seguintes

1. Aplicações de teleconferência (áudio/videoconferência, baseadas ou não na Web).
2. Aplicação autónoma (CD-ROM, páginas Web didácticas).
3. Simulações de competências, tomada de decisões, cenários autênticos, doentes virtuais, etc.
4. Plataformas de aprendizagem eletrónica (ambientes de aprendizagem em colaboração com base na Web, software de gestão de conteúdos de aprendizagem, ambientes virtuais de aprendizagem, etc.).
5. Eletrónica de consumo e novas tecnologias conexas (i-Pod, telemóveis, palm pilots, etc.)
6. Sistemas de gestão administrativa e de aprendizagem.
7. Ferramentas de recuperação e gestão da informação (bases de dados baseadas na Web, como a Medline, software de gestão de referências, etc.)
8. Avaliação por computador (ferramentas e estratégias para a utilização das TI na avaliação dos alunos).

É difícil prever, mas muitas vezes divertido, identificar as tendências actuais e as mudanças futuras nas TI e a sua utilização na sociedade, que terão um impacto nos contextos educativos. A Internet e a sua utilização como ferramenta de comunicação têm sofrido alterações imprevisíveis, mas é possível fazer uma análise de "bola de cristal" sobre o que poderá acontecer.[56]

Ferramentas de vídeo

Os dentistas que utilizam as redes sociais para destacar os seus sítios Web e vídeos para mostrar os seus consultórios conseguem causar uma boa impressão na comunidade antes de os potenciais pacientes telefonarem ou entrarem no seu consultório. Os vídeos permitem especialmente aos dentistas diferenciarem-se de outros profissionais dentários na área. Na maioria das vezes, estes vídeos servem para apresentar o consultório ou os dentistas, explicando procedimentos e destacando testemunhos de pacientes.[57] Os vídeos também ajudam a apresentar o consultório a um paciente e a explicar as perguntas mais frequentes sobre os procedimentos dentários. Como os dentistas educam os potenciais pacientes sobre tratamentos como limpezas profundas ou canais radiculares antes mesmo de chegarem, os pacientes ficam habilitados a co-diagnosticar condições e a aceitar casos de planos de tratamento. Os vídeos numa página Web optimizam os resultados dos motores de busca, o que, por sua vez, aumenta o tráfego do sítio Web. Estes vídeos apresentam, na maioria das vezes, mensagens sobre os serviços que o consultório oferece e testemunhos dos dentistas e dos seus pacientes.

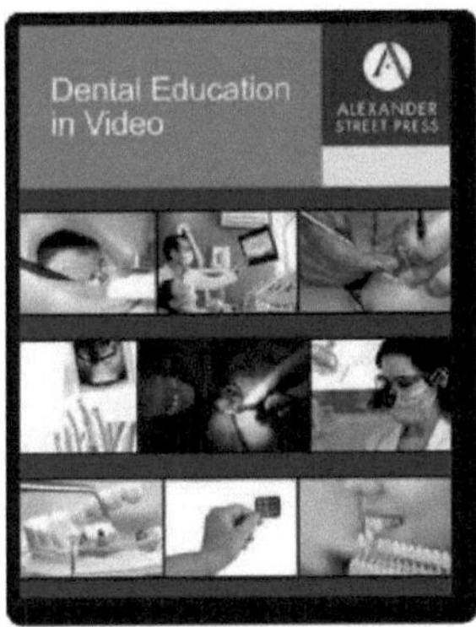

Figura 7: Ferramentas de vídeo

Sítios Web de redes sociais[49]

As aplicações das redes sociais são uma tecnologia dinâmica e em evolução com centenas de plataformas e milhões de utilizadores. Tem havido um rápido crescimento na popularidade das aplicações de redes sociais e é importante avaliar o nível de familiaridade dos formadores de medicina dentária com estas redes sociais. Se os educadores dentários não estiverem habituados ou receptivos a estas novas aplicações, a utilidade dos meios de comunicação social para facilitar o ensino e a aprendizagem pode ser pouco reconhecida e não ser totalmente explorada. Algumas das aplicações das redes sociais mais utilizadas no ensino da medicina dentária são as seguintes

1. Facebook - o maior sítio de redes sociais, utilizado por 90% dos estudantes universitários.

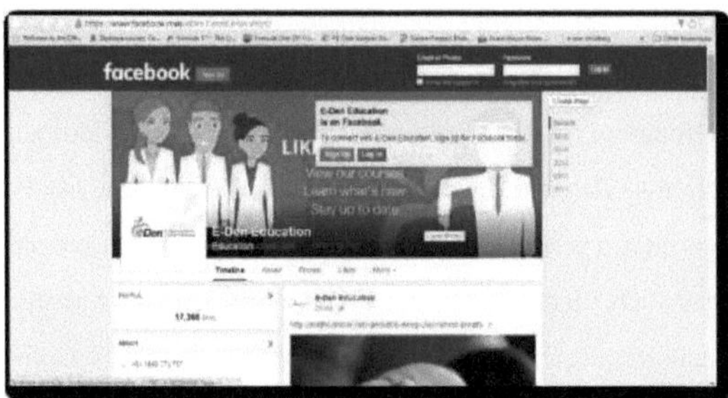

Figura 8: Página do Facebook para a educação dentária

2. Twitter- 140 caracteres por tweet. Não são armazenadas informações pessoais. Pode ser público ou privado.

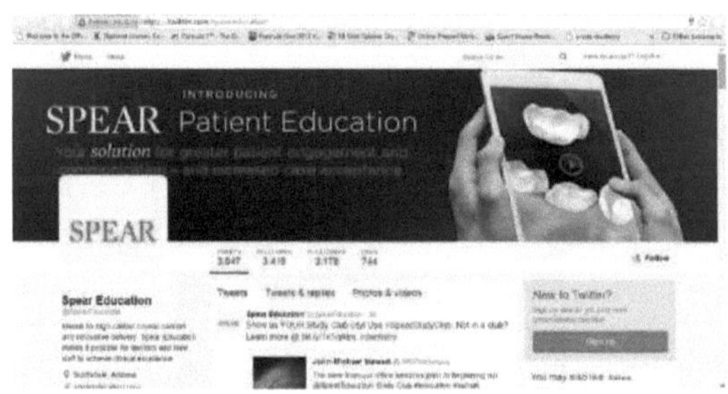

Figura 9: Página do Twitter para educação dos doentes

3. Linkedln - a maior rede profissional da Internet. Grupos especializados permitir a ligação com colegas para debates e partilha de interesses semelhantes.

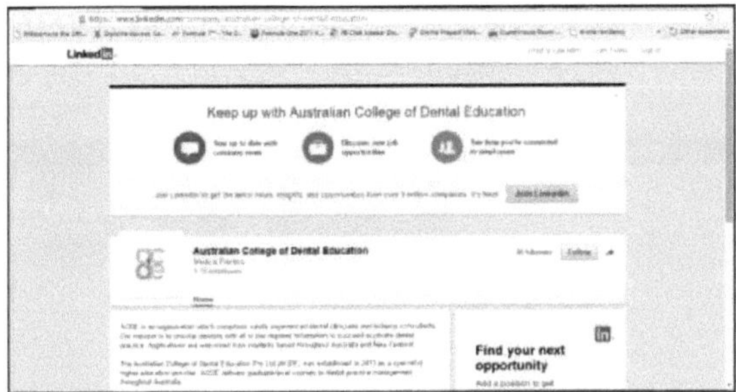

Figura 10: Página do Linkedln sobre educação dentária

4. Digg- sítio Web de conteúdo social orientado para o utilizador.

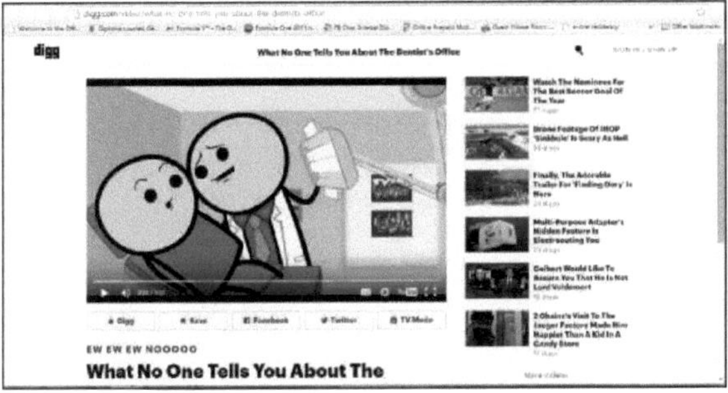

Figura 11: Vídeo a ser reproduzido no Digg

5. Skype - sistema de voz sobre IP que utiliza texto, voz e vídeo. Os serviços gratuitos incluem chamadas telefónicas e videoconferências.

6. YouTube - partilha de vídeos gerados pelos utilizadores. Pode criar ou subscrever um canal.

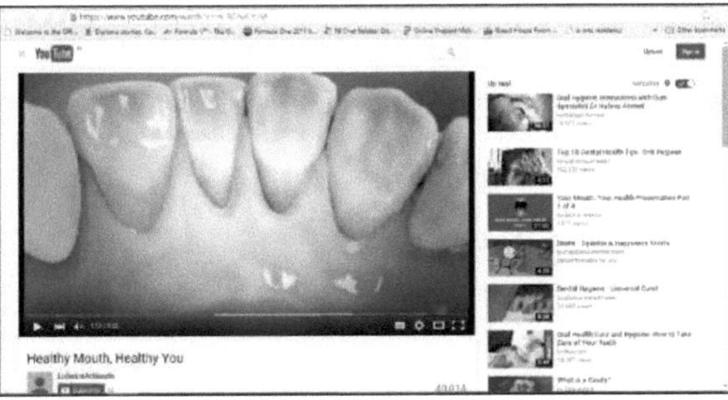

Imagem 12: Vídeo no YouTube

7. Flickr - sítio Web de gestão e partilha de fotografias e vídeos.

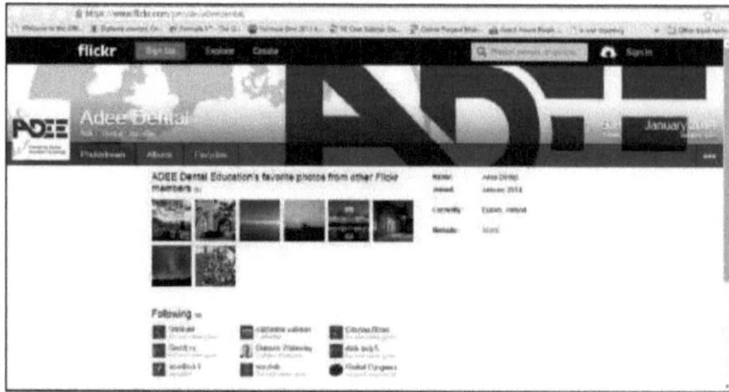

Figura 13: Página do Flickr sobre educação dentária

8. Pinterest - um painel virtual de fotografias, centrado nos interesses visuais dos utilizadores.

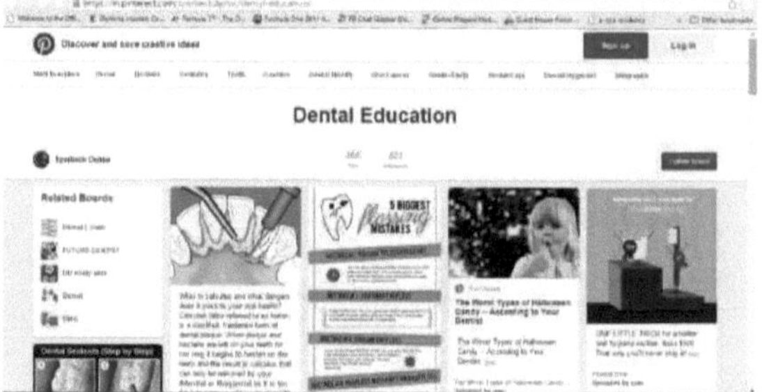

Figura 14: Educação dentária no Pinterest

9. Google+ - "camada" abrangente integrada com outros produtos Google, frequentemente descrito como a tentativa da Google de rivalizar com o Facebook.

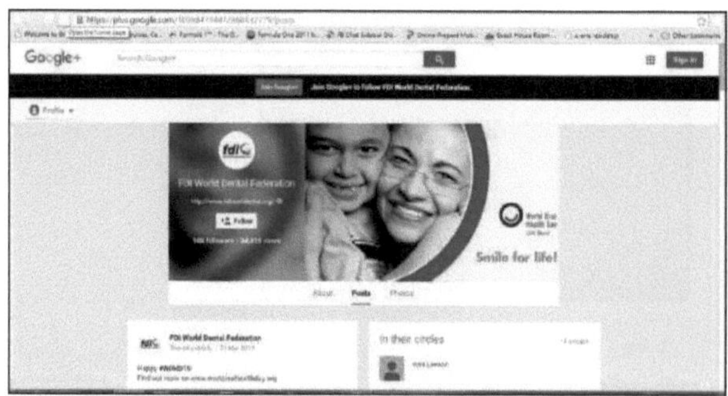

Figura 15: Página do Google+ sobre educação dentária

Visão geral

O marketing social alterou substancialmente a forma como as organizações, as empresas e as comunidades comunicam. A popularização deste marketing está a mudar muito rapidamente o comportamento da sociedade humana. O campo da medicina dentária também tem tido implicações desta estratégia de marketing e a sua utilização tem trazido benefícios educativos significativos para pacientes e profissionais. O marketing social faz parte do dia de aproximadamente um bilião de pessoas e, por isso, é inevitável que os profissionais de medicina dentária se sintam confortáveis com ele para fins profissionais, educacionais e pessoais.[51]

A medicina dentária é muitas vezes considerada uma profissão e uma indústria conservadoras. No entanto, é interessante notar que, de todas as disciplinas de cuidados de saúde, a medicina dentária parece ser a mais ativa na utilização das redes sociais. A profissão de dentista está a assistir a um boom, com novas investigações a serem lançadas e produtos inovadores a serem introduzidos regularmente. Os dentistas já não estão apenas a prestar serviços básicos de prevenção, restauração e estética, mas também a fornecer novas tecnologias, especialmente no diagnóstico.

Um objetivo importante do marketing social é aumentar a sensibilização para a importância da saúde oral e dos cuidados de saúde oral e assegurar que as pessoas de todas as idades têm uma boca saudável. Uma dessas campanhas de mensagens públicas levada a cabo pela Oral Health America em colaboração com a Oral Healthcare Can't Wait; '*Fall for Smiles*'[58] tinha como objetivo reunir a comunidade de saúde oral para promover mensagens comuns sobre o que os americanos podem fazer para manter a sua boca saudável.

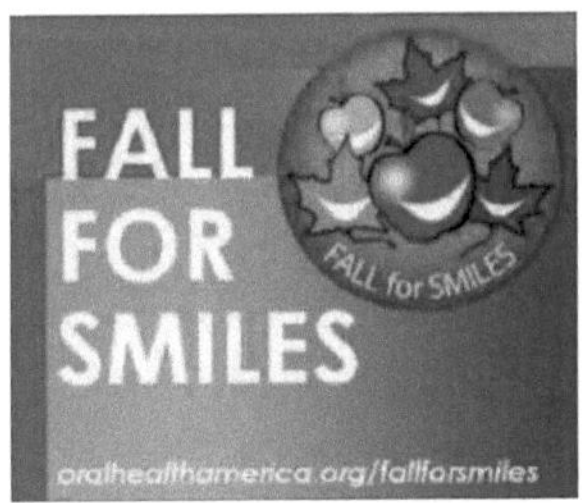

Imagem 16 : Logótipo da campanha "*Fall for Smile*

Esta campanha sublinhou a importância de;

1. Escovagem e uso do fio dental como parte da rotina diária,
2. Visitar regularmente um profissional de saúde dentária,
3. Fazer escolhas alimentares saudáveis e

4. Não consumir tabaco.

No domínio do ensino da medicina dentária, para cativar a atenção de uma nova geração de estudantes, os educadores têm de acompanhar os avanços tecnológicos e utilizá-los para facilitar a melhoria da aprendizagem e gerar melhores experiências para os estudantes.[51] Para melhorar a formação e os hábitos dos estudantes da área da saúde, os educadores podem utilizar a realidade virtual, na qual as pessoas interagem através da representação de avatares. Neste mundo virtual, os estudantes podem tomar decisões clínicas, praticar diagnósticos, determinar um plano de tratamento e praticar virtualmente alguns procedimentos dentários. No entanto, a introdução destas novas tecnologias requer tempo e o conhecimento dos educadores, que podem demonstrar aversão a elas.[49]

Quando o marketing social é combinado com a medicina dentária, ou qualquer outra área dos cuidados de saúde, os profissionais podem adotar um comportamento não profissional. Pode também facilitar a divulgação de informação incorrecta e colocar desafios éticos.[59] Os riscos associados incluem: publicação de informações enganosas que podem pôr em perigo o público, publicação de críticas tendenciosas sobre os procedimentos profissionais prestados pelos profissionais, danos injustos à reputação dos profissionais de saúde, colocação involuntária dos profissionais de saúde em situação de potencial violação da legislação relativa aos profissionais de saúde e à privacidade e exposição a acções judiciais. Os dentistas devem certificar-se de que eles próprios e o seu pessoal recebem formação sobre a utilização do marketing social e devem manter separadas as esferas profissional e social e comportar-se profissionalmente em ambas.[59]

FORMAÇÃO DENTÁRIA EM MARKETING SOCIAL

Os estudantes de medicina dentária pertencem atualmente a uma nova geração. Uma das diferenças geracionais mais marcantes é o facto de o acesso e a utilização da tecnologia serem simplesmente assumidos pelos alunos de hoje. Os investigadores no domínio da educação descobriram que, enquanto as gerações anteriores eram apresentadas à informação através da impressão, esta nova geração segue um caminho digital.[60] Tendo crescido com os computadores, a Internet, os recursos em linha e o acesso instantâneo, esta geração de alunos nunca conheceu a vida sem computadores. São frequentemente designados por Geração Net, Geração Y ou Geração Me. Estes alunos lidam com a informação de forma diferente da das gerações anteriores; têm mentes hipertextuais e saltam de um lado para o outro. Têm uma mente hipertextual e saltam de um lado para o outro. São mais literados visualmente e capazes de transitar instantaneamente entre o real e o virtual. Para esta geração de estudantes, um processo de pensamento linear é muito menos comum do que a capacidade de reunir informações de várias fontes. Os investigadores que estudam esta geração de estudantes acreditam que eles são comunicadores visuais intuitivos, capazes de mudar rapidamente a sua atenção de uma tarefa para outra. São capazes de responder rapidamente e esperam respostas rápidas no desejo de ler textos longos e sentem-se mais confortáveis em ambientes ricos em imagens do que em texto. Foram descritos como indivíduos com conhecimentos de informática que passam mais tempo a jogar jogos de vídeo do que a ler. Esperam sistemas de aprendizagem multimédia, experimentais e interactivos. Estes alunos esperam que a interatividade seja uma componente importante do ensino, e a tecnologia permite-lhes oferecer conteúdos e interação a qualquer hora e em qualquer lugar. Verificou-se que o ensino baseado em computador aumenta o nível de interatividade, que atrai a nova geração de estudantes, em relação ao da aula tradicional.

A utilização das TI na medicina dentária é muito abrangente e as TI podem ajudar na educação e no desenvolvimento de competências dos estudantes de medicina dentária e dos dentistas (por exemplo, e-learning, ensino à distância, simulações e avaliação baseada em computador).[56] As páginas Web e outros dispositivos de recolha de informação tornaram-se uma parte essencial da nossa vida quotidiana, uma vez que fornecem informações extensas sobre todos os aspectos da nossa sociedade. Isto reflecte-se no ensino da medicina dentária, onde existem muitas ferramentas diferentes disponíveis. Apesar do debate contínuo sobre a eficácia da aprendizagem das aplicações de aprendizagem eletrónica, os estudantes solicitam estas abordagens como um complemento à entrega tradicional de materiais de aprendizagem. Os docentes necessitam de apoio para poderem utilizar eficazmente a tecnologia em benefício dos seus alunos. Este apoio deve ser prestado pela instituição e sugere-se que, sempre que possível, as instituições nomeiem um defensor da aprendizagem eletrónica com boas competências interpessoais para apoiar e incentivar a mudança do corpo docente. Numa perspetiva global, todos os estudantes e professores devem ter acesso a ferramentas de aprendizagem eletrónica. A qualidade desses materiais de aprendizagem deve ter objectivos de aprendizagem bem definidos e envolver a revisão por pares para garantir a validade do conteúdo, a exatidão, a atualidade, a utilização de dados baseados em provas e a utilização das melhores práticas.[56] Para garantir a proteção dos direitos intelectuais dos criadores, o conteúdo original tem de estar protegido contra alterações não autorizadas. São delineadas estratégias e recomendações sobre a forma de melhorar a qualidade da aprendizagem eletrónica. No domínio da avaliação, os sistemas tradicionais de exame podem ser enriquecidos pelas TI, enquanto a Internet pode proporcionar muitas abordagens inovadoras. As tendências futuras no domínio das TI evoluirão em torno de uma melhor aceitação e acesso facilitados pela tecnologia (hardware e software). No fundo, a tecnologia simples pode ultrapassar muitos dos obstáculos à aprendizagem. As TI continuarão sempre a ser interessantes, pois estão sempre a mudar e os utilizadores, quer sejam estudantes de medicina dentária, educadores ou pacientes, são como camaleões que se adaptam à paisagem em constante mudança.[56]

Os computadores e a tecnologia estão a ser cada vez mais utilizados no ensino da medicina dentária. A aprendizagem eletrónica é a utilização de tecnologias para melhorar os conhecimentos e o desempenho.[60] As tecnologias de e-learning oferecem aos alunos o controlo do conteúdo, da sequência de aprendizagem, do ritmo de aprendizagem, do tempo e, muitas vezes, dos meios de comunicação, permitindo-lhes adaptar as suas experiências aos seus objectivos pessoais de aprendizagem. Tornaram-se um meio interativo que pode ser utilizado para satisfazer as necessidades educativas dos estudantes. Quando as ferramentas de aprendizagem eletrónica no ensino dentário foram avaliadas, foi publicado um relatório sumativo dos seus benefícios e da sua aplicação no ensino dentário, concluindo que a tecnologia pode ultrapassar muitas das barreiras à aprendizagem. A tecnologia da informação continuará sempre a ser interessante, pois está sempre a mudar, e os utilizadores, sejam eles estudantes de medicina dentária, educadores ou pacientes, são como camaleões que se adaptam à paisagem em constante mudança. Tem-se registado um apoio crescente e a adoção da aprendizagem eletrónica no ensino da medicina dentária. A introdução da interatividade nas plataformas de aprendizagem eletrónica no ensino da medicina dentária tem vindo a ganhar força para aumentar a participação e a motivação dos estudantes.

Tal como no domínio dos cuidados clínicos, a educação tirou frequentemente partido das tecnologias emergentes para os seus próprios fins.[61] Por exemplo, muitas aplicações educativas abordaram a natureza visual da medicina dentária através de imagens, casos e instruções fornecidas através de videodiscos e CDs em áreas tão diversas como a saúde oral geriátrica, a ortodontia e a cessação do tabagismo. As simulações surgiram para fornecer instruções mais realistas para o tratamento de doentes reais, tanto sob a forma de laboratórios de simulação pré-clínica como de simulações de casos.[61] As simulações também começaram a apoiar outro aspeto importante da educação dentária: o desenvolvimento de competências psicomotoras. Os livros de texto electrónicos foram outra aplicação pioneira no ensino da medicina dentária. No entanto, a marcha para os livros electrónicos em geral, e para os livros de texto electrónicos em particular, parece inexorável à medida que uma quantidade crescente de conteúdos é transferida para o formato digital. Muitas outras tecnologias, como as aplicações de tutoria inteligente, os sistemas de resposta dos estudantes e a gravação e transmissão de aulas, já remodelaram o panorama do ensino dentário e continuarão a fazê-lo.[61]

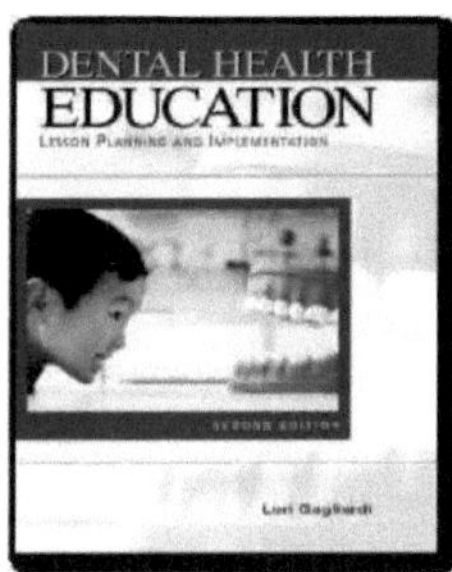

Figura 17: E-Textbook

Um desafio constante é como adaptar os objectivos e métodos de ensino em resposta às oportunidades e desafios que as novas tecnologias apresentam e como integrar estas tecnologias da forma mais eficaz no currículo. Este desafio é ampliado pelo facto de o tecido educativo estar cada vez mais impregnado de tecnologia. Atualmente, a tecnologia sofisticada está amplamente disponível e as novas ferramentas de apresentação, criação e gravação proporcionam uma flexibilidade significativa aos educadores na forma de apresentar os conteúdos educativos.

Consequentemente, os membros do corpo docente são confrontados com questões como as seguintes: Que tecnologias têm potencial para ajudar a melhorar e aumentar o ensino? Que aplicações são apenas modas tecnológicas? E, mais importante ainda, como é que devemos utilizar a tecnologia de formas inovadoras em benefício da educação?

O RASTREIO DO CANCRO ORAL NO MARKETING SOCIAL

O cancro oral é um componente significativo do fardo global do cancro, sendo o tabaco e o álcool considerados os principais factores de risco. Os riscos atribuíveis à população decorrentes do tabagismo e do consumo de álcool foram estimados em 80% para os homens, 61% para as mulheres e 74% em geral.[62] O objetivo global da sua prevenção e controlo é reduzir a incidência e a mortalidade e melhorar a qualidade de vida dos doentes com cancro e das suas famílias. A prevenção constitui frequentemente a estratégia mais rentável e de longo prazo para o controlo do cancro. Além disso, as medidas de prevenção do cancro são benéficas, uma vez que podem também contribuir para a prevenção de outras doenças crónicas que partilham os mesmos factores de risco. Uma dessas medidas preventivas é a aplicação do marketing social, que parece ser uma intervenção promissora para alterar os comportamentos em matéria de saúde.

A base do marketing social na saúde pública é o facto de as técnicas utilizadas com êxito para promover produtos em negócios comerciais poderem ser aplicadas com êxito para promover causas sociais. As campanhas de marketing social podem ser concebidas com base em diferentes modelos comportamentais; no entanto, as mensagens devem ser adaptadas ao nível de conhecimentos e às pistas de ação para a mudança de comportamento do público-alvo.[63] O objetivo é beneficiar o público-alvo através da mudança de comportamentos negativos para comportamentos mais positivos. Os meios de comunicação social têm sido mais frequentemente utilizados como meio de divulgação de informação nas campanhas de marketing social. A utilização de campanhas de marketing social nos meios de comunicação social tem tido um impacto positivo na sensibilização, nas atitudes e nas intenções de rastreio de muitos cancros, como o cancro da mama e do colo do útero,[64] cancro do cólon[65] e cancro oral.[66]

Apesar do sucesso de muitas destas campanhas em termos de sensibilização, têm sido menos bem sucedidas na mudança efectiva do comportamento de rastreio. Um princípio básico do marketing social é conhecer o público-alvo, a forma como este encara uma determinada situação e a razão pela qual se comporta da forma como o faz. As campanhas com mensagens direccionadas ou culturalmente relevantes têm sido mais bem sucedidas no aumento das taxas de despistagem, tal como as campanhas que utilizam trabalhadores de saúde leigos e comunitários.[63]

Os profissionais de marketing social também estão conscientes de que os comportamentos que pretendem alterar devem ter uma saída imediata para aqueles que estão dispostos a agir. Quando um programa de rastreio é associado a uma campanha nos meios de comunicação social, verificam-se aumentos significativos nas taxas de rastreio e a deteção precoce pode aumentar. Ao incluir um programa de rastreio gratuito na campanha, é disponibilizado um meio de comunicação para aqueles que estão motivados para agir, eliminando ou reduzindo os obstáculos ao acesso.

Para responder à necessidade de deteção precoce do cancro oral nos homens afro-americanos de Detroit, foi concebida e implementada em Detroit, Michigan, uma campanha multifacetada de marketing social nos meios de comunicação social e um programa de sensibilização da comunidade.[63] A campanha promoveu o rastreio e a deteção precoce através de mensagens culturalmente relevantes, educação baseada na comunidade e um programa de rastreio gratuito.

Os objectivos intermédios da campanha foram avaliados através do número de chamadas para uma linha telefónica gratuita, quais os meios de comunicação que deram origem às chamadas, o número de rastreios realizados pela clínica de rastreio gratuita, o número de pré-cancros e cancros detectados, o número de sessões realizadas, as organizações envolvidas e as pessoas que participaram no programa de educação comunitária. Foram também avaliados os custos por caso rastreado e por cancro detectado. A campanha nos meios de comunicação social promoveu o rastreio utilizando painéis publicitários, anúncios na rádio e nos jornais e uma linha telefónica gratuita. As mensagens culturalmente relevantes foram desenvolvidas em colaboração com grupos de discussão que representavam o público-alvo. Os painéis foram colocados em locais bem visíveis em Detroit, Michigan. Foram transmitidas mensagens de sessenta segundos sobre o impacto do cancro oral e sobre o facto de o rastreio ser "indolor e gratuito" em estações de rádio populares entre o público-alvo. Em dois jornais locais, foram colocados anúncios que apresentavam a linha direta. As pessoas que telefonaram para a linha direta foram agendadas para um rastreio gratuito numa clínica gerida pelo projeto. Se fosse detectada uma lesão suspeita, era encaminhada para um cirurgião oral. Foram também realizadas sessões educativas gratuitas com organizações comunitárias. Os custos associados à campanha e à linha direta foram totalizados, tendo sido calculado o custo por rastreio e por cancro detectado. Durante a campanha, foram transmitidos 1327 spots de rádio; foram afixados 42 painéis publicitários; foram impressos dois anúncios em jornais; e foram realizadas 242 sessões de formação. A linha direta recebeu 1783 chamadas. A maioria das pessoas que telefonaram referiu que a sua chamada foi motivada por um anúncio de rádio (57%). A clínica rastreou 1020 adultos e encaminhou 78 para exames complementares. Foram detectados três cancros, dois pré-cancros e 12 tumores benignos.[63]

As técnicas de marketing social também podem ser aplicadas para deixar de consumir os agentes etiológicos do cancro oral, como o álcool e o tabaco.

Cessação do consumo de álcool

O marketing social utiliza técnicas de marketing para atingir um objetivo social ou saudável e pode ser utilizado na educação sobre o álcool, que visa aumentar os conhecimentos sobre os danos relacionados com o álcool e mudar as atitudes e o comportamento de consumo. Existem basicamente três abordagens na política do álcool que podem ser distinguidas para minimizar os danos.[67] A primeira abordagem tem como objetivo limitar a disponibilidade de álcool (redução da oferta), por exemplo, restringindo os horários de funcionamento/localizações onde os habitantes podem comprar álcool, aumentando a idade mínima legal para beber e/ou aumentando o preço das bebidas alcoólicas. A segunda abordagem tem como objetivo alterar o contexto do consumo de álcool (redução dos danos). Esta abordagem tem como objetivo minimizar os danos e os riscos que o consumo de álcool pode causar. A terceira abordagem é a educação e a persuasão (redução da procura), ou seja, o objetivo é aumentar o conhecimento e a sensibilização para os danos que o álcool pode causar e alterar as atitudes e os comportamentos relacionados com o consumo de álcool. Na educação, a informação sobre o álcool é dada aos habitantes, que podem então escolher por si próprios se (ou não) consomem álcool e em que medida. Assim, a política em matéria de álcool parece ser mais eficaz em termos de mudança de atitudes e comportamentos quando estas três abordagens são misturadas e combinadas de forma integral.[68] Apesar das provas duradouras de mudança de comportamento, a educação sobre o álcool parece ser uma medida política popular tanto para os governos como para a população.[69]

A educação tem um papel crucial na política em matéria de álcool. O seu objetivo é aumentar o conhecimento/consciência sobre os malefícios do álcool e proporcionar aos habitantes uma escolha bem informada no que respeita ao consumo de álcool. Pode também aumentar o apoio a outras medidas de política do álcool, como a limitação da disponibilidade de álcool.

Numa análise anterior sobre a prevenção do consumo de álcool com base nos princípios do marketing social, foram encontradas algumas provas sobre a redução do consumo de álcool e os danos associados a esse consumo.[70] Esta análise incluiu 15 estudos que examinaram o impacto a curto prazo da prevenção do alcoolismo baseada no marketing social. Duas das quatro intervenções que exploraram os efeitos a longo prazo mostraram efeitos significativos ao longo de dois anos.

Os resultados de alguns outros estudos são descritos a seguir:

1. Os resultados do estudo '*Fourth-Year-Fifth*'[71] mostraram uma associação entre a participação num evento de consumo de álcool para estudantes do quarto ano que tentam consumir um quinto de bebida alcoólica e o número de elementos da campanha a que os estudantes foram expostos. Uma vez que 19,6% dos estudantes participaram nesta campanha, em comparação com a participação de 16-19,8% nos quatro anos anteriores, não se registou uma diminuição da percentagem de participação.

2. O segundo estudo, "*Less is more" (Menos é mais)*[72] , revelou uma diminuição significativa da percentagem de consumidores de álcool em excesso, de 56,5% em 2004 para 37,8% em 2008. Além disso, verificou-se também uma diminuição significativa da percentagem de jovens adultos que conduzem sob o efeito do álcool, de 37,5% em 2004 para 20,6% em 2008.
3. O terceiro estudo, '*Be under your own influence*'[73] , revelou igualmente um maior reconhecimento das mensagens da campanha de marketing social nos meios de comunicação social escolares, em comparação com as comunidades de controlo.
4. O quarto estudo, "*Road crew*"[74] , demonstrou que os clientes dos bares eram menos propensos a conduzir eles próprios ou a apanhar boleia de um condutor com deficiência após a oferta do serviço de boleias. Verificou-se também uma diminuição do número de incidentes de condução sob o efeito do álcool entre 2002 e 2003 nas comunidades objeto

de tratamento.

5. Os resultados do quinto estudo sugerem que a campanha '*Just The Facts*'[75] diminuiu significativamente o número médio de bebidas consumidas por semana. Além disso, a campanha aumentou significativamente a percentagem de estudantes que responderam corretamente a perguntas sobre as normas de consumo de álcool.
6. O sexto estudo, "*Obrigado por ser um condutor sóbrio*"[75] mostrou que a campanha nos meios de comunicação social desempenhou um papel importante na sensibilização da comunidade para os controlos por amostragem. Cerca de 76% das pessoas contactadas por telefone tinham conhecimento do programa.

Cessação do tabagismo

Há uma necessidade substancial não satisfeita de intervenções para deixar de fumar entre os jovens adultos. A maioria dos fumadores começa na adolescência, sendo que mais de 80% fumam o primeiro cigarro antes de completarem 18 anos.[76] Ao longo de um ano, a maioria dos jovens fumadores quer deixar de fumar ou reduzir o consumo.[77] No entanto, os serviços eficazes de cessação do tabagismo existentes, como o aconselhamento por profissionais de saúde e a terapia de substituição da nicotina, são subutilizados pelos jovens adultos. Há poucas provas directas de que as intervenções para deixar de fumar sejam eficazes nos adolescentes, sobretudo a longo prazo. A escassez de programas de cessação adequados à idade, juntamente com os esforços generalizados para comercializar o tabaco para públicos mais jovens, são as principais razões para a falta de declínio nos níveis de tabagismo dos jovens adultos. São claramente necessárias novas intervenções de cessação do tabagismo para jovens adultos, em especial intervenções que possam ser disponibilizadas a baixo custo a um grande número de pessoas.

Um desses ensaios aleatórios controlados foi realizado para determinar a eficácia de um programa de cessação do tabagismo através de mensagens de texto por telemóvel na Nova Zelândia.[76] Cerca de 1705 fumadores de toda a Nova Zelândia que desejavam deixar de fumar, com mais de 15 anos de idade e que possuíam um telemóvel, foram aleatoriamente seleccionados para um grupo de intervenção que recebeu mensagens de texto regulares e personalizadas com conselhos, apoio e distração para deixar de fumar, ou para um grupo de controlo. Todos os participantes receberam um mês gratuito de mensagens de texto, começando para o grupo de intervenção no dia em que deixaram de fumar, para ajudar a deixar de fumar, e começando para o grupo de controlo aos seis meses, para incentivar o acompanhamento. Estavam disponíveis dados de acompanhamento para 1624 (95%) às seis semanas e 1265 (74%) aos seis meses. O principal resultado do ensaio foi o não fumador atual (ou seja, não ter fumado na semana anterior) seis semanas após a aleatorização. Os resultados secundários incluíram o atual não fumador às 12 e 26 semanas. Mais participantes tinham deixado de fumar às seis semanas no grupo de intervenção em comparação com o grupo de controlo: 239 (28%) contra 109 (13%). As estimativas do risco relativo foram semelhantes nas análises de sensibilidade que ajustaram os dados em falta e os testes de verificação da cotinina salivar. As taxas de abandono do consumo de tabaco mantiveram-se elevadas aos seis meses, mas havia alguma incerteza quanto às diferenças entre os grupos devido ao acompanhamento incompleto.

Os telemóveis podem constituir um novo e importante meio de distribuição de programas de cessação tabágica para jovens adultos.[76] A grande maioria dos jovens adultos nos países de rendimento elevado, e um número crescente nos países de rendimento médio, possui telemóveis. Existem atualmente mais de mil milhões de utilizadores de telemóveis em todo o mundo, mais do que os proprietários de telefones fixos.[76] As mensagens de texto (em que até 160 caracteres de texto são enviados diretamente de um telemóvel para outro) tornaram-se um novo meio de comunicação, utilizado sobretudo por jovens adultos. Os telemóveis constituem, assim, um novo canal de informação individualizada, que pode ser fornecido a baixo custo, onde quer que a pessoa se encontre. Este meio pode ser utilizado para fornecer versões adaptadas de materiais educativos para deixar de fumar, cuja eficácia está comprovada, bem como uma série de novas estratégias.

Os programas de cessação do tabagismo baseados em escolas secundárias têm mostrado consistentemente reduções iniciais na proporção de alunos que começam a fumar regularmente. No entanto, quando os alunos são acompanhados até ao 12º ano, estes efeitos perdem-se. Assim, estes programas podem ter apenas atrasado o início do consumo de cigarros. As estratégias que poderiam ser utilizadas para alargar e prolongar o impacto destes programas de prevenção incluem o reforço do seu efeito, combinando-os com canais educativos fora do contexto escolar.[78]

Os obstáculos frequentemente citados à utilização de intervenções comportamentais incluem o custo, os compromissos de tempo e a logística (por exemplo, deslocações, marcação de consultas) associados a estes tratamentos. Para conseguir reduções significativas nas taxas de tabagismo, são necessárias intervenções inovadoras e sistemas de distribuição que cheguem aos fumadores de forma eficaz e eficiente. Um método emergente que pode ajudar a ultrapassar estas barreiras ao tratamento é a utilização de tecnologias de comunicação móvel. A utilização de tecnologias móveis, como telemóveis, smartphones e tablets, para realizar intervenções relacionadas com a saúde é uma área de investigação e prática em rápida expansão.[79]

Capítulo 7

RESUMO

Esta dissertação inicia-se com a introdução ao conceito de marketing e aplicação dos seus princípios a causas sociais, o que é conhecido como marketing social. Este trabalho inclui também algumas terminologias importantes relacionadas com o tema, o seu surgimento ao longo dos anos e o processo de marketing social com as suas aplicações e limitações. Também descreve a aplicação do marketing social à saúde pública através da promoção da saúde, da prevenção da doença e da proteção da saúde, juntamente com algumas iniciativas bem sucedidas no domínio da saúde pública. Segue-se a aplicação do marketing social à medicina dentária, sob a forma de educação dentária e de rastreio do cancro oral.

- Nos últimos anos, verificou-se uma mudança de paradigma, passando da mera venda de produtos para a descoberta dos desejos de um público-alvo e a criação de bens e serviços para os satisfazer, o que se insere no âmbito do marketing. A aplicabilidade dos conceitos e princípios de marketing para a promoção de causas sociais é designada por "marketing social".

- A noção de marketing teve origem e desenvolveu-se teoricamente em meados do século XX. A história do pensamento de marketing trata de

a evolução das teorias no domínio do marketing desde o mundo antigo. As origens do termo "Marketing Social" remontam ao artigo clássico de Kotler e Zaltman publicado em 1971 no Journal of Marketing, intitulado "Social Marketing: An Approach To Planned Social Change" (Marketing Social: Uma Abordagem à Mudança Social Planeada). O primeiro grande livro sobre este tema foi publicado em 1975 por um profissional de marketing social, Richard Manoff, que apresentou vários princípios sobre projectos de mudança social nas áreas da alimentação e nutrição e do planeamento familiar.

- Os cinco domínios do marketing social adoptados do marketing comercial (Cinco P's) incluem o produto, o preço, o local, a promoção e a política.

- A comercialização social de questões de saúde enquadra-se bem num conceito geral de prevenção. Com base no modelo de saúde pública, a prevenção pode ser efectuada através da redução da exposição ao agente casual ou da alteração da suscetibilidade da pessoa. Os esforços de prevenção primária podem ser classificados nas seguintes áreas: promoção da saúde, prevenção da doença e proteção da saúde. Um marketing social eficaz relativo ao conjunto de comportamentos que influenciam os factores de estilo de vida que se presume contribuírem para várias doenças crónicas e problemas agudos pode muito bem evitar ou minimizar a incidência de incapacidade e morte prematura.

- O marketing social abriu novas áreas de especialização para os profissionais de marketing e intrigou os defensores da saúde pública. Foram também aplicadas variações do marketing social para promover a segurança rodoviária, o controlo do tabaco, a prevenção da toxicodependência, as vacinas infantis, a melhoria da nutrição e da alimentação e o comportamento ambiental, bem como para reduzir a mortalidade infantil. A saúde pública passou a centrar-se numa abordagem contemporânea da relação entre a doença e factores controláveis, como a alimentação e o exercício físico. A saúde pública é cada vez mais vulnerável aos antagonismos do ambiente, do sistema alimentar e dos estilos de vida. Assim, o marketing social pode ser chamado a prosseguir a luta por um público mais bem informado e mais saudável com todos os novos meios.

- Com os crescentes avanços nas tecnologias da informação e da comunicação, estão a ser feitos esforços para incorporar estratégias dos meios de comunicação social nas práticas de educação para a saúde, promoção e prevenção de doenças. Os meios de comunicação de massas só chegam a um público limitado e têm efeitos limitados e moderados para influenciar os conhecimentos, as atitudes e os comportamentos em matéria de saúde. Por conseguinte, os comunicadores no domínio da saúde têm de explorar estratégias múltiplas e utilizar canais interactivos dos meios de comunicação digitais para atingir os públicos pretendidos e alargar o âmbito dos meios de comunicação de massas. As campanhas nos meios de comunicação social destinam-se geralmente a alterar os conhecimentos, a sensibilização e as atitudes, contribuindo para o objetivo de alterar o comportamento. Estas campanhas são, desde há muito, um instrumento de promoção da saúde pública, sendo largamente utilizadas para expor grandes proporções de grandes populações a mensagens através da utilização rotineira dos meios de comunicação existentes, como a televisão, a rádio e os jornais.

- Entre os vários métodos de prevenção de doenças, o envio de mensagens de texto por telemóvel é uma ferramenta potencialmente poderosa para a mudança de comportamentos, porque está amplamente disponível, é barato e instantâneo. A utilização da tecnologia móvel está a crescer a um ritmo acelerado, abrangendo não só as comunicações interpessoais, mas também as infra-estruturas de comunicação de sectores como as finanças, a educação e o marketing. A crescente utilização das mensagens de texto pode melhorar as práticas e intervenções existentes e pode servir como uma ferramenta importante para reduzir os encargos globais com os cuidados de saúde, proporcionando um apoio mais eficaz à prevenção e gestão das doenças.

- As estratégias de proteção da saúde centram-se em medidas regulamentares que colocam principalmente o ónus da responsabilidade nos produtores e parecem ser uma medida eficaz de prevenção da saúde pública.

- O marketing social tem sido bem sucedido numa série de iniciativas relacionadas com a saúde, como o aumento da utilização do cinto de segurança, a sensibilização para a lei de não tolerância em relação à condução sob o efeito do álcool, a prevenção da SIDA, os programas de imunização, a prevenção do surto de casos de diarreia, o rastreio do cancro da mama e a discriminação contra as raparigas.

- A Internet mudou profundamente a sociedade no que diz respeito à comunicação e à troca de informações desde o primeiro correio eletrónico enviado no ano de 1971. O primeiro período da história da Internet, conhecido como Web 1.0, caracterizou-se por um monopólio de geração de conteúdos que, mais tarde, evoluiu para o segundo período atual, conhecido como Web 2.0. Este período é caracterizado pela geração de conteúdos pelos utilizadores através de ferramentas, aplicações e abordagens que resultam em novas formas de interação e de relações sociais entre as pessoas. Os meios de comunicação social, ou tecnologias Web 2.0, proporcionaram inicialmente um meio de socialização, mas são cada vez mais utilizados para fins educativos, que podem ser bem sucedidos com a implementação de ferramentas de marketing como CD-ROM, DVD, TI, ferramentas de vídeo e sítios Web de redes sociais como o Facebook, Twitter, etc.

- A medicina dentária é muitas vezes considerada uma profissão e uma indústria conservadoras. No entanto, é interessante notar que, de todas as disciplinas de cuidados de saúde, a medicina dentária parece ser a mais ativa na utilização das redes sociais. Um objetivo importante do marketing social é aumentar a sensibilização para a importância da saúde oral e dos cuidados de saúde oral e assegurar que as pessoas de todas as idades têm uma boca saudável.

- No domínio da educação dentária, para cativar a atenção de uma nova geração de estudantes, o marketing social facilita a melhoria da aprendizagem e gera melhores experiências para os estudantes. Os computadores e a tecnologia estão a ser cada vez mais utilizados no ensino da medicina dentária, o que permite aos alunos controlar os conteúdos, a sequência da aprendizagem, o ritmo da aprendizagem, o tempo e, muitas vezes, os meios de comunicação, permitindo-lhes adaptar as suas experiências aos seus objectivos pessoais de aprendizagem.

- Os profissionais de marketing social também estão conscientes de que os comportamentos que pretendem alterar devem ter uma saída facilmente disponível para aqueles que estão dispostos a agir. Quando um programa de rastreio é associado a uma campanha nos meios de comunicação social, verifica-se um aumento significativo das taxas de rastreio e a deteção precoce pode ser aumentada. Assim, o marketing social provou ser uma intervenção promissora para o rastreio do cancro oral e a cessação dos seus agentes etiológicos, como o álcool e o tabaco.

Capítulo 8

CONCLUSÃO

O processo de marketing social exige uma investigação de marketing e o desenvolvimento subsequente de um produto bem concebido e de apelos que passem pelos meios de comunicação de massas e especializados e por grupos voluntários para atingir públicos-alvo. Parece representar um mecanismo de ligação entre o conhecimento do cientista comportamental sobre o comportamento humano e a aplicação socialmente útil do que esse conhecimento permite. Oferece, assim, um quadro útil para um planeamento social eficaz, numa altura em que as questões sociais se tornaram mais relevantes e críticas.

O marketing social tornou os clientes mais sofisticados e ajudou-os a desenvolver novas estratégias de procura, avaliação, escolha e compra de bens e serviços. Pode desempenhar um papel importante e decisivo ao ajudar os profissionais de marketing a realizar uma série de actividades de marketing de forma eficaz e económica, muitas vezes com a participação ativa dos clientes. O marketing social pode também ser utilizado como ferramenta de relações públicas e de promoção, como instrumento de influência do cliente, como ferramenta que permite aos clientes personalizar a sua experiência em linha e os produtos que compram. Abre também todo um leque de oportunidades para a saúde pública com um conceito geral de esforços de prevenção primária sob a forma de promoção da saúde, prevenção de doenças e proteção da saúde. O principal objetivo do marketing social em medicina dentária deve ser o de fornecer informações exactas, claras e concisas para tirar partido da inteligência e da criatividade colectivas. É também uma forma acessível de eliminar as barreiras sociais, linguísticas e culturais que, de outra forma, poderiam impedir a eficácia da educação dentária.

Uma perspetiva de marketing social sobre a saúde levanta a possibilidade de uma série de problemas de saúde perenemente frustrantes, como o alcance inadequado dos cuidados pré-natais, a imunização, a intratabilidade dos comportamentos de risco que levam à propagação do vírus da imunodeficiência humana, o abuso de substâncias, a gravidez na adolescência e as lesões violentas, poderem ser radicalmente repensados e abordados de forma mais eficaz. O marketing social na medicina dentária ainda não atingiu toda a sua capacidade e deve ser posto em prática para um maior avanço deste ramo da ciência.

Esta dissertação destaca o surgimento, os princípios, o processo e a aplicação do marketing social às iniciativas de saúde pública e, especificamente, à educação dentária e ao rastreio do cancro oral através de estratégias de prevenção primária.

REFERÊNCIAS

1. Kotler P, Zaltman G. Social marketing: an approach to planned social change. Journal of Marketing 1971; 35 : 3-12.
2. Naganandini S, Sanjeev K, Shilpashree KB. Marketing social: uma abordagem à mudança social planeada. Jornal da associação indiana de odontologia de saúde pública 2011; (18 suppl II) :815-821.
3. Cheng H, Kotler P, Lee R.N. Social marketing for public health : an introduction. New York: Jones and Bartlett publishers; 2004. p-2.
4. Definição de publicidade social acedida a partir de http: //www.ama.org/resources/ Pages/ Dictionary [Último acesso em 2015 Jan 05].
5. Constantinides E. Fundamentos do marketing nas redes sociais. Procedia-social and behavioral sciences 2014; 148:40-57.
6. Lefebvre RC, Flora JA. Social marketing and public health interventions. Health education quarterly 1988; 15(3) : 299-315.
7. Ashwini Y.B, Varun S, Pradnya H. Social networking and oral health education (Redes sociais e educação em saúde oral). Revista Internacional de Estudos Científicos. abril-junho de 2013; 01(01): 16-19.
8. http://topdogsocialmedia.com/social-media-marketing-for-dentists [Último acesso em 16 de setembro de 2014].
9. Definição de vendas acedida a partir dehttp : //www.marketingpower.com [Último acesso em 19 de janeiro de 2015].
10. Definição de vendas acedida a partir de http://www.businessdictionary.com [Último acesso em 22 de janeiro de 2015].
11. Definição de vendas acedida a partir de http://www.merriam-webster.com [Último acesso em 22 de janeiro de 2015].
12. Definição de publicidade social acedida a partir de http: //www.ama.org/resources/ Pages/ Dictionary [Último acesso em 2015 Jan 05].
13. Definição de redes sociais acedida em http://www.oxforddictionaries.com/ [Último acesso em 23 de janeiro de 2015].
14. Kaplan, Andreas M, Haenlein M. Users of the world, unite! Os desafios e as oportunidades das redes sociais. Business horizons 2010; 53(1): 59-68.
15. Naganandini S, Sanjeev K, Shilpashree KB. Marketing social: uma abordagem para a mudança social planeada. Jornal da associação indiana de odontologia de saúde pública 2011; (18 suppl II) :815-821.

16. Andreasen AR. Social marketing: its definition and domain. Journal of public policy & marketing 1994; 13(1) : 108-114.
17. Manoff KR. Social Marketing: New Imperative for Public Health. New York: Praeger Publishers; 1985. p-10.
18. Stathis J. Marketing social change: a comparative historical and methodological analysis of anti- smoking endeavours. Simpósio de investigação para licenciados 2006.
19. Brooks R e Deshpande S. Social marketing and public health. Lessons from the field. A guide to social marketing form the social marketing national excellence collaborative. Nova Iorque: Turning point; 2003. p-21.
20. Wallack L. Social marketing as prevention: uncovering some critical assumptions. Advances in consumer research 1984; 11: 682-687.
21. Walsh CD, Rudd EM, Moeykens AB e Moloney WT. Social marketing for public health. Health affairs 1993; 105-119.
22. Smith WA. Marketing social: uma visão geral da abordagem e dos efeitos. Injury prevention 2006; 12 (Suppl I) : i38- i43.
23. Dervin B. Audience as listener and learner, teacher and confidante: the sensemaking approach. Campanhas de comunicação pública :67-86.
24. Ahmed R e Bates RB. Health communication and mass media. An integrated approach to policy and practice. Capítulo 1 : Communicating Health through Mass Media: An Overview. Gower. p-3.
25. Matamoros CD. O Papel da Comunicação nos Meios de Comunicação de Massa na Saúde Pública. Gestão em Saúde - Diferentes Abordagens e Soluções 2011; 399-414.
26. Wallack L. Two approaches to health promotion in the mass media. Fórum Mundial da Saúde 1990; 11: 143-164.
27. Staple HA. Media Advocacy: A Powerful Tool for Policy Change. NC Med J 2009; 70(2) :175- 178.
28. Wakefield AM, Loken B e Hornik CR. Use of mass media campaigns to change health behavior. The lancet 2010; 376 (9748) : 1261-1271.
29. Donner J. Research approaches to mobile use in the developing world: areview of the literature. Inf soc 2008; 24 (3) :140-159.
30. Rowling M. Rising mobile phone use rings change in disasters. Acedido a partir de http://reliefweb.int/report/democratic-republic-congo/rising-mobile-phone- use-rings-change-disasters. [Último acesso em 2015 Mar 24].
31. Lewis HC and Kershaw T. Text messaging as a tool for behavior change in disease prevention and management. Epidemiol Rev 2010; 32: 56-69.

32. Fjeldsoe BS, Marshal AL e Miller YD. Behavior change interventions delivered by mobile phone short message service. Am J Prev Med 2009; 36(2): 165-73.
33. PopTech; Project Masiluleke: a breakthrough approach to reversing HIV and TB is South Africa and beyond. Brookyln, NY : PopTech; 2009. http://www.poptech.org/project_m [Último acesso em 25 de março de 2015].
34. Kotler P, Roberto N, & Lee N. Social Marketing: Melhorando a Qualidade de Vida. Segunda edição. Thousand Oaks, Califórnia: Sage publications. 2002. p-195.
35. Williams AF, Reinfurt D e Wells JK. Increasing seat belt use in North Carolina. Journal of Safety Research 1996; 27(1): 33-41.
36. Campanha acedida a partir de http://www.rwjf.org/en/library/research/2000/03/- zero-tolerance-means-zero-chances--is-favored-slogan-for-teen-d.html [Last acedido em 2015 Jul 18].
37. Campanha acedida a partir de http://www.nhtsa.gov/ people/alcohol/ Designated Driver/ intro2.html [Último acesso em 2015 Jul 18].
38. Campanha de publicidade social acedida a partir de http://www.alcoholproblemsandsolutions.org/ YouthIssues/ 1093546144.html [Último acesso em 2015 Jul 18].
39. Huhman M et al. Effects of a mass media campaign to increase physical activity among children: year-1 results of the VERB campaign. Pediatrics 2005; 116(2) : e277-e284.
40. Rudd RE, Goldberg J e Dietz W. A five-stage model for sustaining a community campaign. Journal of Health Communication 1999; 4(1): 37-48.
41. Kennedy MG, Mizuno Y, Seals BF, Myllyluoma J e Weeks-Norton K. Increasing condom use among adolescents with coalition-based social marketing. AIDS 2000; 14(12) :1809-1818Ressler WH e Toledo E. A functional perspective on social marketing: insights from Israel's bicycle helmet campaign. Journal of health communication 1997; 2(3) :145-156.
42. Programa de imunização no Equador acedido a partir de http://www.ircwash.org/ results-and-realities-decade-experience-communication-child-survival- summary-report [Último acesso em 2015 Jul 18].
43. Peterson EA e Koehler JE. Conferência sobre Inovações em Marketing Social, 1997; 4-8.
44. Brown KM et al. Florida Cares for Women social marketing campaign: a case study. American Journal of Health Behavior 2000; 24(1) :44-52.
45. Programa de marketing social acedido a partir de http://www.maine.gov/dhhs/mecdc/population-health/bcp [Último acesso em 2015 Jul 18].
46. Lindenberger JH e Bryant CA. Promoting breastfeeding in the WIC program: a social marketing case study. American Journal of Health Behavior 2000; 24(1): 53-60.

47. Guidotti TL, Ford L e Wheeler M. The Fort McMurray demonstration project in social marketing: theory, design, and evaluation. American journal of preventive medicine 2000; 18(2): 163-169.
48. Sadh A e Kapoor PS. Save the Girl Child initiatives in India- A social marketing perspective. Indian medical journal 2012; 4(3): 18-34.
49. Arnett MR, Loewen JM e Romito LM. Use of social media by dental educators. Journal of dental education 2013; 77(11) :1402-1412.
50. Ahlqvist, Toni, Asta B, Minna H e Sirkka H. Social media roadmaps. Helsínquia: Edita Prima Oy; 2008.
51. Gonzales PS, Michael-Crosato E, Biazevic MGH e Filho IEM. Web 2.0: Como as redes sociais estão impactando a odontologia. Dent Open J 2015; 2(1): 38-43.
52. Andersen P. What is Web 2.0?: ideas, technologies and implications for education 2007; 1(1). Bristol, Reino Unido: JISC.
53. Bughin JR. How companies can make the most of user-generated content. McKinsey Quarterly 2007 :1-4.
54. Eaton KA, Reynolds PA e Cox MJ. Top of the pops-CD-ROM e DVDs no ensino da medicina dentária. British dental journal 2008; 204(4) : 203-207.
55. Grigg P e Stephens CD. Computer-assisted learning in dentistry a view from the UK (Aprendizagem assistida por computador em medicina dentária: uma perspetiva do Reino Unido). Journal of dentistry 1998; 26(5) :387-395.
56. Mattheos N et al. Potencial das tecnologias da informação no ensino da medicina dentária. European Journal of Dental Education 2008; 12(s1) :85-92.
57. Como o marketing dentário está a evoluir. A importância do vídeo como ferramenta de marketing. Redes Somedia.
58. Campanha de marketing social acedida a partir de https://oralhealthamerica.org/participate/fall-for-smiles [Último acesso em 2015 Jul 27.
59. Os media sociais e a medicina dentária. Declaração de política da ADA 6.24. 2013.
60. Maggio MP, Gross KH e Gluch J. The use of independent, interactive media for education in dental morphology. Journal of dental education 2012; 76(11): 1497-1511.
61. Schleyer TK et al. From information technology to informatics: the information revolution in dental education. Journal of dental education 2012; 76(1): 142-153.
62. Peterson PE. Prevenção e controlo do cancro oral - A abordagem da Organização Mundial de Saúde. Oral oncol 2008, doi:10.1016

/j.oraloncology.2008.05.023.

63. Jedele JM e Ismail AI. Avaliação de uma campanha de marketing social multifacetada para aumentar a sensibilização e o rastreio do cancro oral em afro-americanos. Medicina dentária comunitária e epidemiologia oral 2010; 38(4) : 371382.
64. Hirst S, Heather M e Gabriele M. An evaluation of a campaign to increase cervical cancer screening in rural Victoria. Community health studies 1990; 14(3): 263-268.
65. Broadwater C et al. Skin and colon cancer media campaigns in Utah. Preventing chronic disease 2004; 1(4):1-6.
66. Papas, Rebecca K, Henrietta LL e Scott LT. Effectiveness of a communitybased oral cancer awareness campaign (United States). Cancer Causes & Control 2004; 15(2) :121-131.
67. Janssen MM, Mathijssen JJ, van Bon-Martens MJ, Van Oers HA e Garretsen HF. Eficácia das intervenções de prevenção do álcool baseadas nos princípios do marketing social: uma revisão sistemática. Subst Abuse Treat Prev Policy2013;8:18.
68. Babor T et al. Alcohol : no ordinary commodity. Um resumo do livro. Addiction2003; 98(10): 1343-1350.
69. Giesbrecht N e Greenfield TK. Public opinions on alcohol policy issues: a comparison of American and Canadian surveys. Addiction 1999; 94(4) : 521531.
70. Stead M, Gordon R, Angus K e McDermott L. A systematic review of social marketing effectiveness. Health education 2007; 107(2): 126-191.
71. Incerto MB et al. Penalty for excessive celebration. Uma avaliação de uma campanha de marketing social para reduzir o consumo de bebidas alcoólicas. Em 2011 IEEE systems and information engineering design symposium, SIEDS 2011. Actas da conferência; 2011:59-64.
72. Glassman TJ, Dodd V, Miller EM e Braun RE. Preventing high-risk drinking among college students: a social marketing case study [Prevenção do consumo de álcool de alto risco entre estudantes universitários: um estudo de caso de marketing social]. Soc Mark Quarterly 2010; 16(4): 92-110.
73. Slater MD et al. Combining in school and community based media efforts: reducing marijuana and alcohol uptake among younger adolescents. Health edu res 2006; 21(1) :157-167.
74. Gomberg L, Schneider SK e Dejong W. Evaluation of a social norms marketing campaign to reduce high risk drinking at the university of Mississippi. Am J Drug Alcohol Abuse 2001; 27(2): 375-389.
75. Caverson RUE, Douglas RR, Gliksman L e Chuipka L. Community receptivity to a counter measure designed to reward sober drivers. Health promo int 1990; 5(2): 119-125.

76. Rodgers A et al. Do u smoke after txt? Results of a randomised trial of smoking cessation using mobile phone text messaging. Tobacco control 2005; 14(4) :255-261.
77. Stone SL e Kristeller JL. Attitudes of adolescents towards smoking cessation. American journal of preventive medicine 1992.
78. Flynn BS et al. Prevention of cigarette smoking through mass media intervention and school programs. American Journal of Public Health 1992; 82(6) : 827-834.
79. Bock B et al. Uma intervenção de cessação tabágica através de mensagens de texto: o ensaio inicial do TXT-2-Quit: ensaio controlado aleatório. JMIR Mhealth and Uhealth 2013; 1(2) :e17.

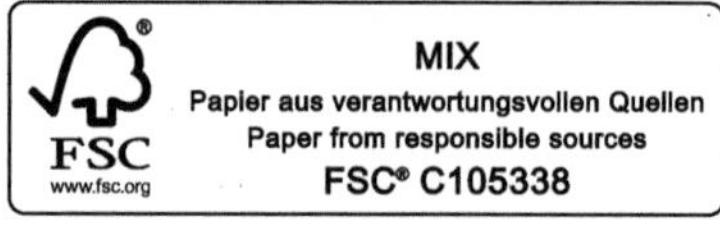

Printed by Books on Demand GmbH, Norderstedt / Germany